改訂2版の序

　第1版から12年以上を経て改訂2版発刊の運びとなった．この間，漢方薬に関する多方面の研究の進展には目覚しいものがある．漢方の基本的部分は2000年近い古人の知恵の結晶であるから短期間で書き換える必要はないと思われるが，それでも近年の新知見を考慮して，本書も内容を見直す必要のある部分が出てきた．そこで，一部の記事を書き換え，増補改訂を行った．

　今回注意したのは，副作用情報は可能な限り新しいものとすること，西洋医学における用語や疾患概念の変化をできるだけ反映すること，作用機序の解明がすすんだ漢方薬(六君子湯，大建中湯，抑肝散)について概略を紹介すること，臨床に役立つ「一口メモ」の追加などである．

　本書の基本方針は，第1版序に述べたように，難解な用語を用いることなく，臨床に役立つ漢方薬の使い方を解説することである．幸い，本書は多くの方にご支持をいただき，増刷を重ねることができた．

　今回の改訂によって，実地医家の方々に少しでもお役に立てれば幸いである．

　足りない点は多々あると思われる．読者諸兄にご指摘を賜われば幸いである．

　なお，㈱南山堂編集担当の宮本正則様には大変にお世話になった．感謝申し上げる．

　2011年3月

著　者

序

　漢方医学は日本の伝統医学である．漢方薬は漢方医学の考え方を尊重して用いるときに，その本領を発揮する．

　近年，漢方薬に関心を持ち，その使用法をマスターしたいと望む医師が増えている．しかし，漢方用語の多くは一見難解であり，実際以上にこの医学を入りにくくしているのも事実である．

　そこで，多忙な実地医家のために東洋医学独特のわずらわしい議論を避け，臨床に直結する内容を目指して，本書が企画された．

　その執筆方針は以下の通りである．
　① 初めて漢方薬を使う人を対象とした．
　② 実地臨床に役立つよう，漢方薬の基本的使用法を述べた．
　③ 簡潔な表現を心がけ，箇条書き，表形式などを用いた．
　④ 漢方用語の使用は必要最小限とし，注釈を加えた．
　⑤ 各項目の漢方薬は，著者らの経験に基づき選択した．
　⑥ 現代医療における漢方治療の位置付けを明らかにするよう努めた．
　⑦ 興味ある漢方医学的トピックスも，そのつど紹介した．

　超高齢化社会を迎え，漢方医学を知ることは新たな治療手段を得ることであり，必ずや実地診療に役立つものと信ずる．

　なお，本書は株式会社南山堂の『治療』に1990年6月より1992年9月まで連載した「漢方マニュアル」に加筆したものである．

　読者諸兄のご意見を賜われば幸いである．

　1998年5月吉日

著者　記す

凡　　例

1) 漢方用語はできるだけ使用しないように努めた．ただし，陰陽，虚実，気血水，腹診用語など，特に必要な用語は簡潔に解説して用いた．
2) 本書に記載の漢方薬は，その項ごとに使用頻度の高いと思われるものに限定した．また，取り上げた疾患あるいは症候も，漢方治療の有効と思われるものに限定した．同一項目内における漢方薬の記載順序は，おおむね使用頻度の高い順とするよう努めた．
3) 章により，また疾患により記述形式に若干の差異がある．これは，過去の臨床経験により比較的標準的な治療方式のあるものと，脳循環障害のように，近年の現代医学的研究に基づくほかないものとがあるためである．
4) 同一名称の漢方薬であっても，メーカーごと，また剤形ごとに健康保険上の効能・効果，用法・用量などが異なるので，実際に医療用漢方製剤を使用されるときには，その都度，確認していただきたい．
5) 副作用など，全項目にわたる留意点は総論に述べた．各項を読む際にもご注意いただきたい．
6) 各漢方薬の実際の使用法を理解するには，索引などによって他の項目部分の記載も参照し，全般的なイメージをつかんでいただきたい．
7) 各漢方薬の名前の読み方は一覧を作成した．
8) そのほか漢方医学を学ぶうえで必要と思われる事項を巻末に付したので一読いただきたい．

漢方処方のよみ方一覧

安中散
あんちゅうさん

胃苓湯
いれいとう

茵蔯蒿湯
いんちんこうとう

茵蔯五苓散
いんちんごれいさん

温経湯
うんけいとう

温清飲
うんせいいん

越婢加朮湯
えっぴかじゅつとう

黄耆建中湯
おうぎけんちゅうとう

黄連解毒湯
おうれんげどくとう

黄連湯
おうれんとう

乙字湯
おつじとう

葛根湯
かっこんとう

葛根湯加川芎辛夷
かっこんとうかせんきゅうしんい

加味帰脾湯
かみきひとう

加味逍遙散
かみしょうようさん

甘草乾姜湯
かんぞうかんきょうとう

甘草湯
かんぞうとう

甘麦大棗湯
かんばくたいそうとう

桔梗湯
ききょうとう

帰脾湯
きひとう

芎帰膠艾湯
きゅうききょうがいとう

荊芥連翹湯
けいがいれんぎょうとう

桂枝加黄耆湯
けいしかおうぎとう

桂枝加芍薬大黄湯
けいしかしゃくやくだいおうとう

桂枝加芍薬湯
けいしかしゃくやくとう

桂枝加朮附湯
けいしかじゅつぶとう

桂枝加竜骨牡蛎湯
けいしかりゅうこつぼれいとう

桂枝加苓朮附湯
けいしかりょうじゅつぶとう

桂枝湯
けいしとう

桂枝人参湯
けいしにんじんとう

桂枝茯苓丸
けいしぶくりょうがん

桂枝茯苓丸加薏苡仁
けいしぶくりょうがんかよくいにん

啓脾湯
けいひとう

桂麻各半湯
けいまかくはんとう

香蘇散
こうそさん

五虎湯
ごことう

五積散
ごしゃくさん

牛車腎気丸
ごしゃじんきがん

呉茱萸湯
ごしゅゆとう

五淋散
ごりんさん

五苓散
ごれいさん

柴陥湯
さいかんとう

柴胡加竜骨牡蛎湯
さいこかりゅうこつぼれいとう

柴胡桂枝乾姜湯
さいこけいしかんきょうとう

柴胡桂枝湯
さいこけいしとう

柴胡清肝湯
さいこせいかんとう

柴朴湯
さいぼくとう

柴苓湯
さいれいとう

三黄瀉心湯
さんおうしゃしんとう

酸棗仁湯
さんそうにんとう

三物黄芩湯
さんもつおうごんとう

滋陰降火湯
じいんこうかとう

滋陰至宝湯
じいんしほうとう

紫雲膏
しうんこう

四逆散
しぎゃくさん

四君子湯
しくんしとう

七物降下湯
しちもつこうかとう

四物湯
しもつとう

炙甘草湯
しゃかんぞうとう

芍薬甘草湯
しゃくやくかんぞうとう

漢方処方のよみ方一覧

十全大補湯　じゅうぜんたいほとう
十味敗毒湯　じゅうみはいどくとう
潤腸湯　じゅんちょうとう
小建中湯　しょうけんちゅうとう
小柴胡湯　しょうさいことう
小柴胡湯加桔梗石膏　しょうさいことうかききょうせっこう
小青竜湯　しょうせいりゅうとう
小半夏加茯苓湯　しょうはんげかぶくりょうとう
消風散　しょうふうさん
升麻葛根湯　しょうまかっこんとう
辛夷清肺湯　しんいせいはいとう
参蘇飲　じんそいん
神秘湯　しんぴとう
真武湯　しんぶとう
清上防風湯　せいじょうぼうふうとう
清暑益気湯　せいしょえっきとう
清心蓮子飲　せいしんれんしいん
清肺湯　せいはいとう
川芎茶調散　せんきゅうちゃちょうさん
疎経活血湯　そけいかっけつとう
大黄甘草湯　だいおうかんぞうとう
大黄牡丹皮湯　だいおうぼたんぴとう
大建中湯　だいけんちゅうとう
大柴胡湯　だいさいことう
大柴胡湯去大黄　だいさいことうきょだいおう
大承気湯　だいじょうきとう
大防風湯　だいぼうふうとう
竹筎温胆湯　ちくじょうんたんとう
治頭瘡一方　ぢずそういっぽう
治打撲一方　ぢだぼくいっぽう
調胃承気湯　ちょういじょうきとう
釣藤散　ちょうとうさん
猪苓湯　ちょれいとう
猪苓湯合四物湯　ちょれいとうごうしもつとう
通導散　つうどうさん
桃核承気湯　とうかくじょうきとう
当帰飲子　とうきいんし
当帰建中湯　とうきけんちゅうとう
当帰四逆加呉茱萸生姜湯　とうきしぎゃくかごしゅゆしょうきょうとう
当帰芍薬散　とうきしゃくやくさん
当帰湯　とうきとう
二朮湯　にじゅつとう
二陳湯　にちんとう
女神散　にょしんさん
人参湯　にんじんとう
人参養栄湯　にんじんようえいとう
排膿散及湯　はいのうさんきゅうとう
麦門冬湯　ばくもんどうとう
八味地黄丸　はちみじおうがん
半夏厚朴湯　はんげこうぼくとう
半夏瀉心湯　はんげしゃしんとう
半夏白朮天麻湯　はんげびゃくじゅつてんまとう
白虎加人参湯　びゃっこかにんじんとう
茯苓飲　ぶくりょういん
茯苓飲合半夏厚朴湯　ぶくりょういんごうはんげこうぼくとう
附子理中湯　ぶしりちゅうとう
平胃散　へいいさん
防已黄耆湯　ぼういおうぎとう
防風通聖散　ぼうふうつうしょうさん
補中益気湯　ほちゅうえっきとう
麻黄湯　まおうとう
麻黄附子細辛湯　まおうぶしさいしんとう
麻杏甘石湯　まきょうかんせきとう
麻杏薏甘湯　まきょうよくかんとう
麻子仁丸　ましにんがん
木防已湯　もくぼういとう
薏苡仁湯　よくいにんとう
抑肝散　よくかんさん
抑肝散加陳皮半夏　よくかんさんかちんぴはんげ
六君子湯　りっくんしとう
立効散　りっこうさん
竜胆瀉肝湯　りゅうたんしゃかんとう
苓甘姜味辛夏仁湯　りょうかんきょうみしんげにんとう
苓姜朮甘湯　りょうきょうじゅつかんとう
苓桂朮甘湯　りょうけいじゅつかんとう
六味丸　ろくみがん

目　次

総論 ― 漢方治療に必要な基礎的知識 … 1
1. はじめに … 1
2. 基礎的知識 … 2
3. 漢方治療の適応 … 5
4. 漢方的診察法 … 6
5. 漢方薬使用上の留意点 … 20
6. 病名・症候による漢方薬選択の例（頻用漢方薬） … 27
7. 作用機序の解明が進んだ漢方薬 … 31
　①六君子湯について … 31
　②大建中湯について … 33

各論

1．呼吸器疾患 … 37
1. 呼吸器疾患 総論 … 37
2. 急性上気道炎・インフルエンザ … 40
3. 気管支炎 … 45
4. 気管支喘息 … 49

2．循環器疾患 … 55
1. 循環器疾患 総論 … 55
2. 高血圧症 … 56
3. 低血圧症 … 59
4. 動悸・胸痛 … 63
5. 脳循環障害 … 65
6. 末梢循環障害 … 66

3．消化器疾患 … 67
1. 消化器疾患 総論 … 67
2. 口内炎・舌炎・舌痛症 … 68
3. 胃　炎 … 69
4. 消化性潰瘍 … 72
5. 過敏性腸症候群 … 74
6. 便　秘 … 74
7. 痔疾・脱肛 … 80
8. 肝疾患 … 81
9. 胆・膵疾患 … 84
10. 術後の諸症状 … 85

4．内分泌・代謝疾患 … 86
1. 内分泌・代謝疾患 総論 … 86
2. 漢方治療の実際 … 87
　肥満症 … 87
　やせ症 … 87
　糖尿病 … 88
　脂質異常症 … 90
　甲状腺機能亢進症 … 90

5．腎疾患 … 91
1. 腎疾患 総論 … 91
2. 漢方治療の実際 … 92
　頻用漢方薬の使用法 … 93
　漢方薬使用上の注意 … 93
　西洋医薬との使い分け・併用 … 94

6．泌尿器疾患 … 95
1. 泌尿器疾患 総論 … 95
2. 漢方治療の実際 … 96
　尿路結石 … 96
　尿失禁 … 96
　尿路不定愁訴 … 96
　男性不妊症 … 97
　勃起障害 … 98
　前立腺肥大症 … 98
　尿路感染症 … 98
　線維化疾患 … 99

7．精神・神経疾患 … 100
1. 精神・神経疾患 総論 … 100
　漢方治療の適応と不適応 … 100
　漢方治療の考え方 … 100
　頻用漢方薬 … 101
2. 常習頭痛 … 101
　漢方治療の適応 … 101
　漢方治療の実際 … 102
3. めまい … 105
　漢方治療のポイントと適応 … 105
　漢方治療の考え方 … 105
　漢方薬選択のポイント … 107

西洋医薬との使い分け・併用 ………… 107
　　　頻用漢方薬の使用法 ………………… 107
　4．不眠症 ……………………………………… 108
　　　漢方治療のポイントと適応 …………… 108
　　　漢方薬選択のポイント ………………… 109
　5．抑うつ状態 ………………………………… 110
　　　漢方治療のポイントと適応 …………… 110
　　　漢方治療の考え方 ……………………… 110
　　　漢方薬使用上の注意 …………………… 110
　6．自律神経失調症 …………………………… 111
　　　漢方治療のポイントと適応 …………… 111
　　　漢方治療の考え方 ……………………… 111
　　　頻用漢方薬の使用法 …………………… 112
　7．作用機序の解明が進んだ漢方薬 ………… 113
　　　①抑肝散について ……………………… 113

8．産婦人科領域疾患 …………………………… 116
　1．産婦人科領域疾患 総論 ………………… 116
　　　漢方治療の適応と不適応 ……………… 116
　　　頻用漢方薬 ……………………………… 116
　　　漢方薬使用上の注意 …………………… 116
　　　瘀血と駆瘀血剤 ………………………… 117
　2．月経異常 …………………………………… 118
　　　漢方治療の考え方 ……………………… 118
　　　漢方治療の適応 ………………………… 118
　　　西洋医薬との使い分け・併用 ………… 118
　　　漢方薬選択のポイント ………………… 118
　　　随伴症候所見による漢方薬の選択 …… 119
　　　頻用漢方薬の使用法 …………………… 120
　3．更年期障害 ………………………………… 121
　　　漢方治療のポイントと適応 …………… 121
　　　漢方治療の考え方 ……………………… 121
　4．冷え症 ……………………………………… 124
　　　漢方治療のポイントと適応 …………… 124
　　　漢方治療の考え方 ……………………… 124

9．小児疾患 ……………………………………… 127
　1．小児疾患 総論 …………………………… 127
　　　漢方医学からみた小児の特殊性 ……… 127
　　　小児への投与量 ………………………… 128
　2．虚弱児 ……………………………………… 128
　　　漢方治療のポイントと適応 …………… 128
　　　漢方治療の考え方
　　　　　　──虚弱児の漢方的特徴 ……… 128
　　　頻用漢方薬の使用法 …………………… 129
　3．小児喘息 …………………………………… 131
　　　漢方治療のポイントと適応 …………… 131
　　　漢方治療の実際 ………………………… 131

　　　西洋医薬との使い分け・併用 ………… 132
　4．夜尿症 ……………………………………… 133
　　　漢方治療のポイントと適応 …………… 133
　　　頻用漢方薬の使用法 …………………… 133
　5．起立性調節障害（OD） ………………… 134
　　　漢方治療のポイントと適応 …………… 134
　　　頻用漢方薬の使用法 …………………… 134
　6．周期性嘔吐症 ……………………………… 134
　　　漢方治療のポイントと適応 …………… 134
　　　頻用漢方薬の使用法 …………………… 134

10．老年期疾患 ………………………………… 135
　1．老年期疾患 総論 ………………………… 135
　　　老年期疾患と漢方治療の特徴 ………… 135
　　　漢方治療の考え方 ……………………… 135
　2．漢方治療の実際 …………………………… 137
　　　老年期疾患全般 ………………………… 137
　　　呼吸器疾患 ……………………………… 138
　　　消化器疾患 ……………………………… 138
　　　精神・神経疾患 ………………………… 139
　　　運動器疾患 ……………………………… 139
　　　泌尿器疾患 ……………………………… 139
　　　その他 …………………………………… 139

11．運動器疾患 ………………………………… 140
　1．運動器疾患 総論 ………………………… 140
　　　漢方治療の適応 ………………………… 140
　　　漢方治療の考え方 ……………………… 140
　　　麻黄剤使用上の注意 …………………… 141
　　　頻用漢方薬 ……………………………… 141
　2．関節リウマチ ……………………………… 142
　　　漢方治療のポイントと適応 …………… 142
　　　漢方治療の考え方 ……………………… 143
　　　頻用漢方薬の使用法 …………………… 143
　　　漢方薬使用上の注意 …………………… 144
　3．腰痛・坐骨神経痛 ………………………… 145
　　　漢方治療の適応と不適応 ……………… 145
　　　漢方治療の考え方 ……………………… 145
　　　漢方治療の実際 ………………………… 146
　　　頻用漢方薬 ……………………………… 146
　　　頻用漢方薬の使用法 …………………… 147
　4．変形性膝関節症 …………………………… 150
　　　漢方治療の適応と不適応 ……………… 150
　　　漢方治療の考え方 ……………………… 150
　　　頻用漢方薬の使用法 …………………… 150

12. 皮膚疾患 ……………………… 151
  1. 皮膚疾患 総論 ………………… 151
    漢方治療の意義 ………………… 151
    漢方治療の適応 ………………… 151
    漢方治療の考え方と漢方薬使用上の注意 151
    頻用漢方薬 ……………………… 152
  2. 湿疹・アトピー性皮膚炎 ……… 153
    漢方治療のポイントと適応 …… 153
    頻用漢方薬の使用法 …………… 153
    治療上の注意 …………………… 154
  3. 蕁麻疹 …………………………… 155
    漢方治療のポイントと適応 …… 155
    頻用漢方薬の使用法 …………… 155
    治療上の注意 …………………… 155
  4. その他の皮膚疾患 ……………… 156
    尋常性痤瘡（にきび） ………… 156
    尋常性乾癬 ……………………… 157
    しもやけ ………………………… 157
    火傷 ……………………………… 157

13. 耳鼻咽喉科領域疾患 ………… 158
  漢方治療のポイントと適応 …… 158
  漢方治療の考え方 ……………… 158

14. 悪性腫瘍 ……………………… 160
  漢方治療のポイントと適応 …… 160
  使用する可能性のある漢方薬 … 160

薬草ものがたり ……………………… 161

漢方医学の歴史 ……………………… 175

漢方医学の基本的参考書 …………… 179
漢方医学関係諸団体 ………………… 180

索　引 ……………………………… 181
処方索引 …………………………… 190

一口メモ
- 頓服で用いうる漢方薬 ………………… 28
- 漢方薬の服用時・服用後に摂取するとよいもの ………………………… 30
- 急性上気道炎の漢方的治療と発汗 …… 44
- ガマの油の話 …………………………… 64
- 便秘の民間療法 ………………………… 79
- 血の道 ………………………………… 122
- 当帰芍薬散と桂枝茯苓丸の鑑別 …… 126
- 皮膚病には大黄を入れるとよい …… 154
- 魚毒とシソ(紫蘇)の葉 ……………… 156
- 「好色一代男」と八味地黄丸 ……… 167
- 遊廓と地黄煎 ………………………… 167

Q&A
- 薬を飲ませる温度 ……………………… 29
- 麻黄湯の予防的投与は？ ……………… 41
- 漢方薬で眠れない！　眠くなった？ … 109

用語解説
- 瞑眩 ……………………………………… 39
- 水毒 …………………………………… 104

コラム
- 腰部脊柱管狭窄症 …………………… 149

総論　漢方治療に必要な基礎的知識

1　はじめに

漢方とは

- 漢方とは日本の伝統医学のことである．中国医学と同一ではない．
- 漢方とは，漢の医学，すなわち古代中国に由来する医学の意．
- 江戸時代以後，漢方は西洋近代医学の影響下に変化を続け，今日では古典的部分と西洋医学的部分とのモザイク状態にある．

漢方の特徴

●東アジア伝統文化の特徴を残す

- 漢方は，前近代中国医学を原型とし，陰陽，虚実など，用語や病態表現に東アジア(中国)伝統文化の特徴がみられる．
- 江戸中期以後の実証主義的実験を経て，臨床医学としてより優れたものとなっている．

●漢方薬は漢方の考え方に従って用いる

- 漢方薬は，基本的に経験的な診断基準に従って用いる．
- 西洋医学的病名による治療も有用であるが，それだけでは不十分である．
- ただし，漢方薬を使う際の安全性確保には最新の副作用情報を知っていることが不可欠である．

●漢方における診断と治療は一体

- 漢方における診断と治療とは一体である．
- 自覚症状を尊重し，心身全体を総合的にとらえて，その調和をはかる(心身一如)．
- 患者の個体差を尊重し，同じ病名でも病態により異なる漢方薬を用いる．

●漢方の考え方は経験則の集積

- 古典的漢方は，科学技術の未発達な時代の医療経験から帰納された経験医学である．
- 事実に基づく経験則だからこそ，長年月を経ても一定の価値がある．
- ただし，未整理な部分，相矛盾する箇所がある．

> 漢方は日本の伝統医学．

- 矛盾点の形式的解消ばかりを急げば，この医学のよさは失われてしまう．「混沌に目鼻を付けたら死んでしまった」（荘子）という古語を味わうべきである．
- 漢方医学と漢方薬を理解するには，複雑系という視点が必要である．

●漢方薬は生薬の組み合わせ

- 漢方薬は，複数の生薬（動植物，鉱物）の加熱水抽出物である．
- 漢方薬は，きわめて多くの成分を含む．その全体的効果の理解には，単一成分の薬理の単純総和ではなく，多成分系の薬理を考える必要がある．
- 一つの漢方処方（漢方薬）は，生体の条件によって効き方が異なることが多い．

> 漢方薬は多成分系であり，患者の状態によって効果が変わる．

漢方の特徴
- 東アジア伝統文化の特徴を残す
- 漢方薬は漢方の考え方に従って用いる
- 漢方における診断と治療は一体
- 漢方の考え方は経験則の集積
- 漢方薬は生薬の組み合わせ

2 基礎的知識

漢方的アプローチ

●診断と治療方針の決定

- 安全性と有効性を高めるために漢方の考え方も尊重すべきである．
- 各漢方薬に対するresponder（効く人）とnon-responder（効かない人）とを鑑別すること，および有害作用の起こりやすいものを予測して避けることが漢方的診断の目的である．
- ただし，個人の経験では気づきにくいまれな副作用については，この経験則のみで避けることはむずかしい．
- 使用すべき漢方薬は，漢方独特の病態評価に基づき，各漢方薬特有の使用基準（適応となる症候群＝証）に従って選択する．

> 一般に副作用には薬理効果から予測可能なものと，アレルギーのように予測不可能なものとがある．左の考え方で避けられるのは前者のみ．
> 小柴胡湯による間質性肺炎という副作用はその一例である．

●漢方的診断法の特徴

- 自覚症状と全身的所見に基づいて投与すべき漢方薬を選択する．
- 病人の個人差，症状を尊重して治療法を変える．
- 基本的に，年齢，性，性格，胃腸の強弱などを考慮する．
- 同一病名でも，患者の症状によって用いる漢方薬を変えることが多い．

- 患者の症状や愁訴は，西洋医学的には原疾患と無関係にみえても漢方では重要な意味をもつことがあり，注意深い観察が必要である．
- 患者と治療者との信頼関係を築くことは，治療の出発点として重要．
- 西洋医学的病名，症候により頻用漢方薬があるのは事実である．これは臨床的に有用であり，知っておくことが望ましい．

> 患者と治療者との信頼関係は最も重要．

漢方的病態分類と解釈

●虚実（きょじつ）

慢性症における虚実（体質・体力の強弱）の臨床的鑑別

		"実証"（体質が強い）	"虚証"（体質が虚弱）	
体型		固太り～筋肉質・闘士型	水太り	やせ型
皮膚		みずみずしく，つやあり	もち肌～さめ肌	乾燥萎縮傾向
皮下脂肪		厚みあり弾力的	厚くても軟弱	うすく萎縮傾向
筋肉		弾力的で厚みあり	しまりがない	薄く，しまりがない
腹部	腹壁	弾力的で厚みがある	肥満でも軟弱	薄く軟弱・ときに板状
	心窩部拍水音	なし	あり	顕著
	大動脈拍動	触知しにくい	触知しやすい	触知する例が多い
内臓下垂傾向		なし	あり	顕著
消化吸収機能		良好	可	不良
活動性		積極的で疲れにくい	疲れやすい	疲れやすい
体温調節		高温低温ともに強い 暑がり・多汗傾向	夏ばて，寒がり 手足冷，多汗	温度変化に弱い 低体温，発汗しにくい
その他		動作速く声が力強い		動作遅く声が弱々しい
生薬への反応		麻黄・大黄が有効	麻黄・大黄で副作用．人参，附子が有効	

> 胃腸の働きが強い人は実証，弱い人は虚証，胃下垂は虚証．

●陰陽（いんよう）

		臨床例	推定される状態
陽	体質	・血色のよい乳幼児，活動的な成人 ・暑がり，多汗，肥満的傾向	生体機能：正常～過剰 新陳代謝亢進傾向（?） 熱量産生↑（?）
	疾病	・感冒初期に高熱，頻脈，赤い顔 ・高血圧症，脂肪肝，甲状腺機能亢進症	熱量保持↑（?） 炎症反応↑（?）
陰	体質	・顔色の悪い高齢者，動作緩慢でやせ ・冷え症，汗をかかない，低体温傾向	生体機能：正常～低下 新陳代謝低下傾向（?） 熱量産生↓（?）
	疾病	・感冒でも無熱，悪寒，徐脈，青白い顔 ・低血圧症，胃下垂，甲状腺機能低下症	熱量保持↓（?） 炎症反応↓（?）

> 陰陽とは，新陳代謝の状態を表現するパラメータ．

[参 考] 気血水説

気血水の異常

		主要な症状・所見	頻用生薬	使用処方の例	
気の異常	上衝（じょうしょう）	冷えのぼせ，頭痛，動悸，めまい，顔面紅潮	桂皮，麦門冬など	桂枝湯類，苓桂朮甘湯など	気は働きだけあって形がないものとされた．生命エネルギーといったニュアンス．神経系などの働きのことか．
	気うつ	抑うつ気分，不安感，咽喉頭異常感，呼吸困難感	厚朴，蘇葉，香附子など	香蘇散，半夏厚朴湯，柴朴湯	
	気虚（ききょ）	易疲労，慢性的倦怠感，意欲障害，食欲低下，消化吸収機能低下	人参，黄耆など	参耆剤（補中益気湯，十全大補湯など），四君子湯類，六君子湯	
血の異常	瘀血（おけつ）	舌口唇粘膜の暗紫色とうっ血，月経異常，皮下細静脈うっ血，下肢静脈瘤，組織の挫滅を伴う変化（打撲，外傷，手術など），下腹部の筋緊張と圧痛	牡丹皮，桃仁，大黄，紅花，当帰，川芎など	[実証] 桂枝茯苓丸，桃核承気湯，大黄牡丹皮湯，通導散 [虚証] 当帰芍薬散，当帰建中湯，当帰四逆加呉茱萸生姜湯 ⇒血虚の処方に近い	血は血液とその働き．末梢循環の意も含む．
	血虚（けっきょ）	易疲労，倦怠感，貧血，血行障害，組織の低栄養状態（皮膚枯燥など）	当帰，川芎，地黄など	四物湯類（十全大補湯，芎帰膠艾湯，当帰飲子，大防風湯など）	
水の異常	水毒（すいどく）	朝顔や手がむくむ，舌歯痕，下腿浮腫，水様分泌物（鼻水，喀痰など），心下振水音，尿量の異常，めまい，頭痛，局所の浮腫，水疱形成など	茯苓，朮，沢瀉，猪苓，半夏，麻黄，桂皮，附子，黄耆など	五苓散，柴苓湯，猪苓湯，小青竜湯，小半夏加茯苓湯，二陳湯，六君子湯，半夏白朮天麻湯，防已黄耆湯，麻黄附子細辛湯，真武湯	水は体液とその代謝．

● 病態の表現（証）

・証とは，病態の漢方的表現である．

・証は，使用すべきと考えた処方名で表現される．

・使用処方が有効と判断された場合，投与前の漢方的病態評価が正しかったと推定する．

ある漢方薬を使って著効のあった患者は，その薬の証の典型であり，よく観察するとよい．

診断手順

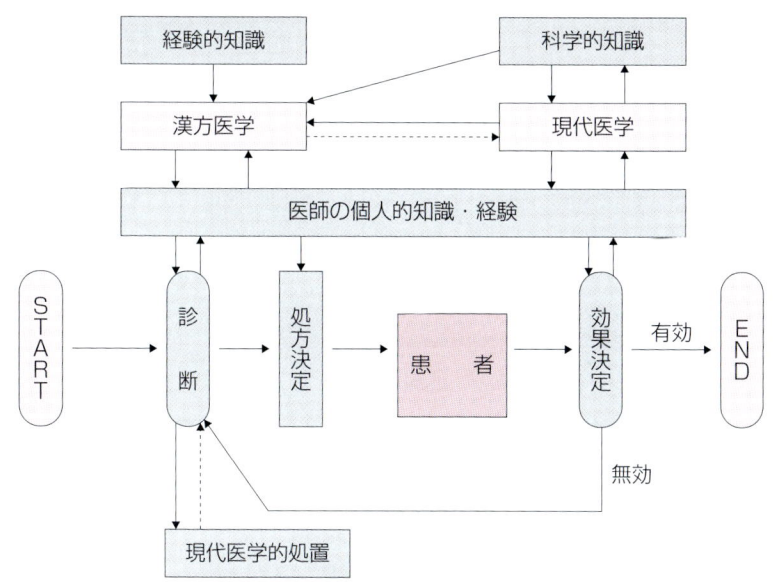

診断の流れ図

3 漢方治療の適応

判断の基準

- 現代医療における漢方治療の適応は，西洋医学的治療の適応と相補的なものである．
- これは東西両医学の研究の推移による影響を受ける．
- 以下は現時点における試論である．

●除外条件

- 薬物内服治療の限界を超える場合には適応はない．
- 外科手術の適応例(急性腹症，悪性腫瘍で手術可能な例など)
- 意識障害や嚥下障害で経口摂取のできない患者
- 経静脈的薬物投与を必要とするような緊急度の高い例

●一般的適応

- 機能的疾患を主とする患者
- 現代医学的治療に反応の乏しい患者
- 現代医学的治療で副作用を現した患者(そのおそれのある患者)
- 現代医学的治療で検査所見上は改善した後も愁訴の残る患者

> まず漢方薬の適応か，西洋医学が有効かを判断する．

- 検査上は正常でも愁訴のある患者
- いわゆる体質改善を期待する患者
- 心身症傾向の強い患者
- 高齢者，体力低下傾向の著しい患者

④ 漢方的診察法

考え方

- 漢方的診察は，患者の病態の位置づけ(陰陽虚実)を目的とする．
- 自覚症状，他覚所見を総合し，心身全体を一つとしてとらえる．
- 西洋医学的な診断法，検査所見をも包含する．

> 疾患，症状にかかわらず，心身全体を観察する．

視 診

- 診察は視診に始まる．
- 視診は，陰陽虚実の評価において重要視される．
- ときに患者の第一印象だけで陰陽虚実を判別できる場合がある．

●体 型

- 一般に，栄養良好で血色よく，骨格体格ともに頑健で肥満した患者は実証である．大柴胡湯，防風通聖散，大承気湯などを用いる．

> 筋肉質は実証．

- 外見上，肥満していても筋肉にしまりがなく脆弱で，骨格が細い患者(水太り)は，虚弱体質者(虚証)と見なす．防已黄耆湯などを用いる．

> やせ型無力性体質は虚証．

- 一般に，やせて血色悪く，筋肉にしまりがなく脆弱で，骨格が細い患者は，虚弱体質者(虚証)であり，多くは陰証である．人参湯，真武湯などを用いる．
- 外見上，やせていても血色がよく筋肉のしまりがよい患者は，体質頑健(実証)と見なす．

●顔 色

- 上気して顔面紅潮(頬がほんのりと上気したように紅色の状態)し，足が冷える患者は，漢方医学で「気の上逆」と呼ぶ病態にあり，桂皮，麦門冬などを含む漢方薬を用いるとされる．桂枝湯，苓桂朮甘湯，麦門冬湯，桂枝茯苓丸などの適応例で，この徴候をみることがある．
- 顔が酒に酔ったように真っ赤で熱感のある状態は，黄連などを含む漢方薬を用いるとされる．黄連解毒湯，三黄瀉心湯などの適応例である．

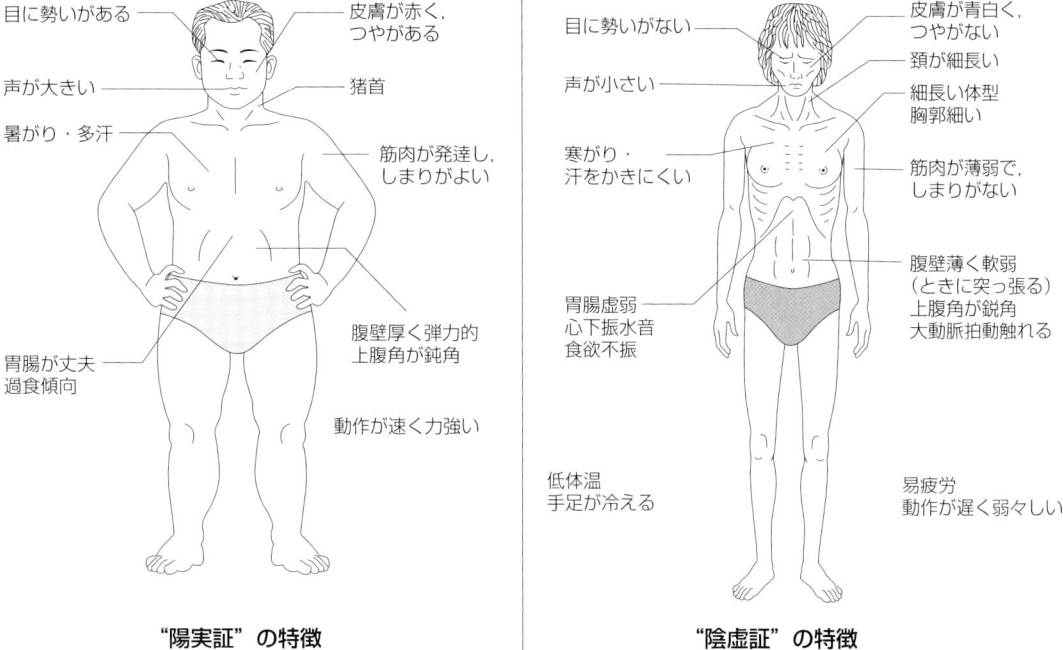

"陽実証"の特徴 / "陰虚証"の特徴

・顔色蒼白で生気のない患者では貧血状態を疑うが，高度の胃下垂を伴う胃腸虚弱者や陰虚証が多い．四君子湯，真武湯などを考慮する．

●顔貌・表情・態度

・陽気で生気に富み，動作がはつらつとした患者は，陽実証に多い．
・陰気で生気が乏しく動作が緩慢な患者は，陰虚証に多い．
・渋面で額に皺があり，不機嫌な表情で，早口多弁な患者は，神経症に多く，適切な配慮が必要である．
・一見生気に乏しくみえる抑うつ的な患者では，加味逍遙散，帰脾湯などを用いる例が多い．

●皮　膚

・皮膚がガサガサとして艶がなく乾燥し，栄養状態の悪い状態を枯燥と呼ぶ．これは老人，大病後，糖尿病，萎縮腎などにみられ，十全大補湯，八味地黄丸などを用いる．

●瘀血の徴候

・望診により瘀血の存在を疑う徴候がある．皮膚や粘膜の紫斑，細静脈拡張（青すじ），クモ状血管腫，手掌紅斑，さめ肌（肌膚甲錯）などである．桂枝茯苓丸，桃核承気湯などを用いる．

●舌　診

・舌の厚さは虚実の評価に有用である．筋肉質で厚みがあるのは実証に多いが，厚みがあっても水腫状のものは虚証に多い．薄い舌は虚証に多い．

瘀血とは，うっ血および微小循環障害．

- 舌辺縁に歯の圧痕をみる場合(歯痕舌),組織の浮腫傾向を暗示する(いわゆる水毒の徴候の一つ).
- 舌が暗紫色を呈するのは瘀血の徴候であることが多い.
- 急性発熱性疾患では,白苔は小柴胡湯類を用いる参考所見となる.

問 診(症候と考え方)

- 問診の技量が漢方薬の治療成績を左右する.
- 西洋医学的知識と漢方医学的知識の双方を備えていなければ,適切な問診はできない.
- 漢方薬の選択には,どんな病気であっても全身状態全般について尋ねる必要がある.
- 問診には,病人の一般的病態理解(陰陽・虚実・気血水など)を目的とするものと,何らかの漢方薬の使用を特定するためのものとがある(後者については各論参照).
- 食欲の有無は重要である.食欲旺盛な患者は陽実証が多い.食欲のない患者は陰虚証,抑うつ状態などに多い.
- 食後の状態では,眠くなるのは虚証が多い.
- 空腹時の状態では,空腹時に脱力感のあるのは虚証である.
- 胃の具合では,過食しても大きな問題のないのは実証,少し過食しても胃炎症状の強いのは虚証,鎮痛剤・抗生物質などで胃腸障害を起こすのは虚証と考えられる.
- 排便については,軟便下痢は虚証に多い.痙攣性便秘は虚証あるいは神経質な患者に多い.実証ではこうした患者は少ない.
- 冷えとのぼせ,寒がり暑がりも尋ねる.冷えて寒がる患者は陰虚証が多い.暑がりでのぼせる患者は陽実証が多い.
- むくみ,口渇は,水毒の徴候と見なせることが多い.
- 口乾は唾液分泌の少ない状態で,虚証の徴候である.ただし,瘀血でも口乾を訴えることがある.
- 疲労倦怠,脱力感は,虚証に多いが,抑うつ状態でもみられる.
- 月経異常は,瘀血と見なせる場合があり,他の瘀血の徴候に留意する.
- 注 胃腸障害,虚血性心疾患があれば,麻黄剤の投与には極力慎重でなくてはならない.

食欲は重要.
漢方薬服用後に食欲低下すれば証が合っていない.
逆に食欲が増すといえば,有効の可能性が大きい.

脈診

- 東洋医学の伝承によれば，橈骨動脈拍動の触診所見は患者の病態理解に有用とされてきた．しかし，客観性に乏しく，批判も多い．
- 臨床的には，まず浮，沈，数，遅と表現される4つの所見に留意するとよい．
- 浮脈とは，指を軽く当ててすぐに触れて，浮かんでいる感じのある脈．体力のあるかぜの患者の初期などにみられる．
- 沈脈とは，軽く指を当てたときには触れず，強く圧迫したときに初めて触れる脈．陰虚証の患者にしばしばみられる．
- 数脈とは頻脈のこと．感冒などによる発熱初期，神経質で緊張の著しい患者などにみられる．
- 遅脈とは徐脈のこと．陰虚証の傾向があるときにみられる．心疾患などによるものでないことが条件．
- 東洋医学の臨床試験が豊富な者では，さらに様々な脈診所見を考慮して診療を行っている．

> 脈診は発熱時に重視．

腹診

◆腹診とは

- 腹部所見を漢方の立場から述べたもの．
- 切診（触診）の一部をなし，漢方診断のうえで重要な診察法．
- 日本独特の診断技術で，江戸中期以後尊重されるようになった．
「腹は生あるの本なり．故に百病は此れに根ざす．是を以て病を診するには，必ずその腹を候う．」（吉益東洞，1702～1773）．
- 一般に慢性疾患患者で治療方針を考えるときに有用．

> 腹診は慢性疾患で参考とする．

◆腹診の目的

●腹力の評価による虚実の判定

- 腹筋の弾力，厚さ，筋緊張などを総合して腹力と呼ぶ．
- 腹力は，患者の体質体力を反映し，虚実の判定の一助となる．

●漢方診断のうえで特異的な価値をもつ所見の評価

- 特殊な腹部所見（腹証）は，それ自体が漢方処方の選択に結び付く．
- 心下痞鞕（p.12），胸脇苦満（p.13），瘀血の腹証（p.17），小腹急結（p.17），臍下不仁（p.19）など．

> 腹診の第一の目的は虚実の判定（腹力の有無）．

◆腹診の準備

・患者は仰臥下肢伸展位とする．心下振水音をみるときは屈曲位．
・安静空腹時，大小便排泄後が望ましい．
・患者をリラックスさせ，腹筋の緊張を緩めさせる．
・患者の精神的緊張を増すような言動は慎む．
・医師の手が冷たいと腹壁は緊張する．冷たい場合には温めておく．

患者の足は伸ばしておく．

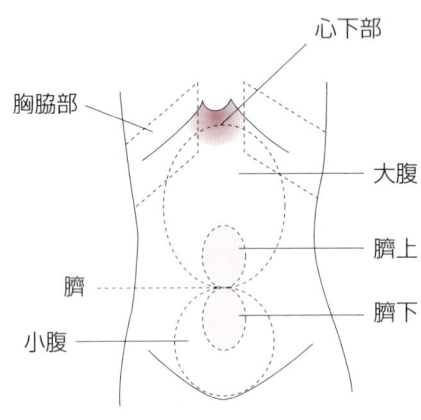

腹部の漢方的な名称

心下部：心窩部にほぼ同じ
胸脇部：肋骨弓の上下部近傍，左右上腹部
大腹(たいふく)：上腹部
小腹(しょうふく)：下腹部

◆腹診の手順

・医師は，原則として患者の左側に位置して右手で診察する．
・漢方的腹診とともに西洋医学的な腹部診察法も行う．
・胸腹部の形状や皮膚の状態などを観察しながら触診していく．
・左右の肋骨弓のなす角度，腹壁が膨満しているか，弛緩しているか，腹部大動脈拍動がみえるか，皮膚表面の乾燥状態，栄養状態，毛細血管怒張の有無などを観察する．
・触診では，手掌全体で胸から腹にかけて軽くなでおろすように触れていく．
・腹壁の厚薄と弾力，皮下脂肪の厚さと弾力，腹筋の全般的緊張度と部位による相違，腹部大動脈拍動の有無，皮膚温（異常に冷たいところがないか）などを観察する．

［腹診上達の秘訣］
①ソフトに触れる．
②健常者多数に触れ，正常を知る．
③著効例の腹は，その漢方薬の腹証．

- 筆者らは次の順に腹診を行っている．

    まず腹力(下記)を評価

    ①臍周囲の腹動(大動脈拍動)を触れるか

    ②心下痞鞕(しんひかこう)の有無

    ③胸脇苦満(きょうきょうくまん)の有無とその程度

    ④上腹部および下腹部の腹直筋の緊張状態の評価

    ⑤腹部全体の膨満の有無

    ⑥小腹不仁(しょうふくふじん)の有無

    ⑦上腹部および下腹部正中芯(せいちゅうしん)の有無

    ⑧次に患者に膝を立てさせて，心下振水音(しんかしんすいおん)の有無をみる．

    ⑨最後に圧痛を誘発する瘀血(おけつ)の腹証(ふくしょう)をみる．

◆腹力(ふくりょく)と虚実の判定

1．腹力の臨床的意義

- 腹筋の弾力，厚さ，皮下脂肪の発達の程度などを総合して腹力と表現する．
- 腹力は，おおむね定常状態における虚実の程度を反映する．

●「腹力がある」── 実証

- 腹壁が厚くて筋肉が発達し，全体に弾力に富んでいる場合,「腹力がある」という．多くの場合，皮下脂肪も発達している．腹力の強いものは実証とみなせる．

●「腹力がない」── 虚証

- 腹壁全体が軟らかく弾力の弱い場合,「腹力がない」という．
- やせて，腹筋が軟弱で仰臥位で腹が凹んでみえる場合，腹筋が強直性に突っ張っている場合のいずれも「腹力がない」と見なす．
- 肥満していても水太りで，腹部が極めて軟らかく，仰臥位で腹の脂肪が腹のわきに垂れ下がる例は「腹力がない」と考えられる．

2．肋骨弓のなす角度

- 左右の肋骨弓のなす角を肋骨角と呼ぶ．
- 肋骨角はやせ型で細長い下垂体質者では鋭角的となり，肥満した者では鈍角的となる．これも腹力と同様に虚実の判定に参考とされる．

> 腹力の判定が最も大切．

◆腹証の臨床的な意味

1. 上腹部

a. 心窩部にみられる所見

●心窩部腹壁の異常緊張＝心下痞鞕

・心窩部の自覚的つかえ感と他覚的な筋緊張亢進を心下痞鞕という．
・栄養状態良好の者では，半夏瀉心湯などの瀉心湯類の適応を示す．
・やせ型で栄養状態不良の患者では，人参湯などの適応を示す．

心下痞鞕は急性胃炎に多い．

心窩部つかえ感のみで，他覚的には心窩部の抵抗や圧痛がないものを，心下痞あるいは心下痞満という．六君子湯，四君子湯，人参湯などの適応である．

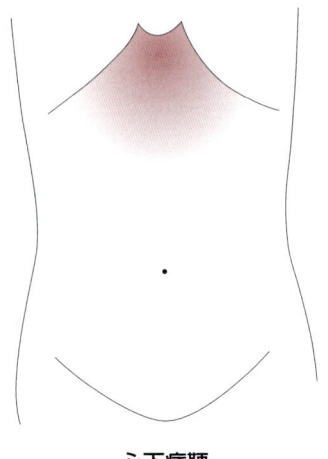

心下痞鞕

●心窩部拍水音＝心下振水音

・胃下垂，胃アトニーの際にみられ，虚証の徴候である．
・茯苓飲，六君子湯，四君子湯，人参湯，真武湯，半夏白朮天麻湯などの適応である．

一般的表現は心窩部，心窩部拍水音．漢方的立場を強調するときには心下，心下振水音．

心下振水音があれば虚証．人参を含む漢方薬を考える．
必ず膝を曲げさせて診察すること．

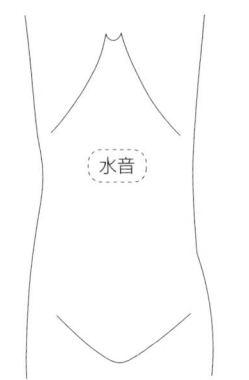

上腹部腹壁をたたくと水音がする．
腹壁の軟らかい例が多い．

心下振水音

●上腹部正中芯

- 腹壁正中の皮下に鉛筆の芯のような索状物を触れるものをいう.
- 解剖学的には白線. 通常は触れないが, 腹直筋の緊張が異常に減弱した患者で触れる. これを認めれば, 虚証と見なす.
- 上腹部正中芯には, 人参湯, 四君子湯などを用いる.
- 心下振水音, 腹直筋攣急, 腹部軟弱無力(腹力が弱い)などと同時にあることが多い.
- ㊟上腹部正中芯を認めるときには, 便秘していても大黄剤に過敏に反応し, いきなり腹痛下痢をきたしやすい. 投与量には注意が必要.

b. 季肋部にみられる所見

●季肋部腹壁の異常緊張＝胸脇苦満

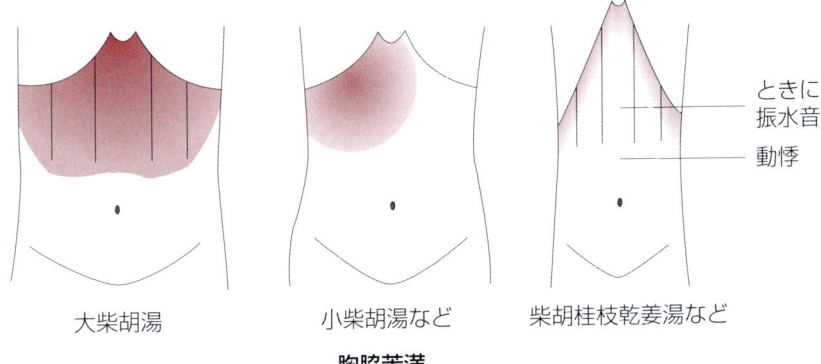

大柴胡湯　　小柴胡湯など　　柴胡桂枝乾姜湯など
胸脇苦満

> 胸脇苦満があれば, 柴胡を含む漢方薬を考える.

○胸脇苦満とは

- 『傷寒論』(後漢, 張仲景)の小柴胡湯の条文に出てくる用語.
- 本来は「胸から脇にかけて重苦しく張っている」という自覚症状を指す.
- 江戸期古方派の医家が, 患者が自覚的に胸脇苦満を訴える部位(肋骨弓の上下部とその近傍)に抵抗(筋肉の緊張亢進)および圧痛があるという他覚所見を発見した.
- 現在では, 自覚症状と他覚所見の両方を併せて胸脇苦満と呼ぶ.

○腹力の強弱と胸脇苦満

- 腹筋が厚くて弾力があり, 皮下脂肪も一定の厚みをもっている患者は実証であるが, このような患者で胸脇苦満があれば, 明瞭な所見として認められることが多い.
- これに対して, 虚証では腹筋が薄く緊張も弱い患者が多い. このような状態では, 仮に胸脇部の腹筋が異常緊張しても所見として目立ったものにはなりにくい. したがって, 虚証では胸脇苦満としてではなく, 腹直

筋全体の硬直性の緊張亢進(腹皮拘急, 腹直筋攣急. 部分的なものであれば心下支結)の形でみられることが多い. これらは, 必ずしも柴胡剤の適応ではない.

○胸脇苦満の臨床的意義
・胸脇苦満を認めた場合, 柴胡を含む処方(柴胡剤)を考慮する.
・慢性疾患では, 腹力の強弱(体質の虚実)によって処方が異なる.

> 腹力の強弱=体質の虚実(慢性疾患).

柴胡剤における虚実の序列

	処　方	胸脇苦満
実 ↓ ↓ ↓ ↓ 虚	大柴胡湯 四逆散 柴胡加竜骨牡蛎湯 小柴胡湯 柴胡桂枝湯 柴胡桂枝乾姜湯	強い ↓ ↓ ↓ ↓ 弱い

○診断時の注意
・胸脇苦満に類似した所見に注意しなくてはならない.
・白血病, 肝硬変などの肝腫大, 脾腫などは胸脇苦満とは見なさない.
・小児では胸脇苦満は出にくい. もし認められれば意味がある.

○その他
・胸脇苦満の強い例では, 肩こり, 筋緊張性頭痛などを伴う例が多い.
・胸脇苦満は, 呼吸器疾患, 肝胆膵疾患のほか, 精神神経症状を伴う状態などにしばしば認められる.
・胸脇苦満を目安に処方を用いて有効なときでも, 胸脇苦満が消える例は少ない.

●季肋部から上腹部の筋緊張が強い場合＝心下支結

・腹直筋が上腹部で突っ張っている状態を心下支結という．
・しばしば胸脇苦満と併存する．
・腹筋の厚い患者では四逆散，やや薄い患者では柴胡桂枝湯を用いる．
・腹筋が薄く，心下振水音も認める患者では小建中湯などを用いる．

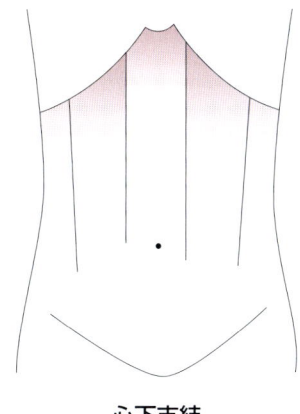

心下支結

> 腹直筋が張っていれば，芍薬を含む漢方薬を考える．
> 柴胡桂枝湯，小建中湯など．

2．臍周辺部

●大動脈拍動亢進＝腹動・心下悸・臍上悸

・大動脈拍動を異常に強く触れる患者は，腹壁が軟弱な者で，虚証に多い．また，神経質な患者，疲労した患者にもみられる．
・栄養状態良好で体力がある患者（実証）には，柴胡加竜骨牡蛎湯．
・栄養状態不良で体力のない患者（虚証）には，桂枝加竜骨牡蛎湯，柴胡桂枝乾姜湯，小建中湯，抑肝散（加陳皮半夏）などを用いる．

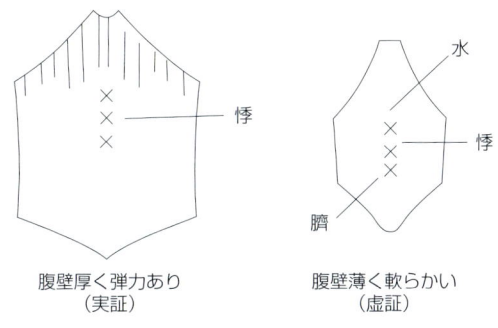

腹壁厚く弾力あり　　腹壁薄く軟らかい
　　（実証）　　　　　　（虚証）

大動脈拍動亢進

> 大動脈拍動亢進を触れるのは虚弱な患者か，神経質な患者．

● 腹部膨満あるいは膨満感（腹満）
・腹部全体にガスが多いのは，便秘，呑気症，神経質な患者，過敏性腸症候群，術後通過障害などにみられる．
・腸壁全体に弾力があって強く圧迫したときに抵抗が強く，便秘している者は実証で，大黄を含む漢方薬（大承気湯など）を用いる．
・腹壁全体が軟らかく，圧迫しても抵抗の弱い患者は虚証で，桂枝加芍薬湯，大建中湯などを用いる．
・腹部膨満がないのに，自覚的膨満感が強い患者は瘀血の一徴候の場合がある．

● 腹直筋緊張＝腹直筋攣急
・腹直筋が上腹部から下腹部まで緊張の強い状態．虚弱体質者に多い．
・腹痛，腸蠕動亢進を伴うことが多く，大黄製剤で腹痛下痢しやすい．
・芍薬を含む柴胡桂枝湯や小建中湯，あるいは大建中湯の適応が多い．

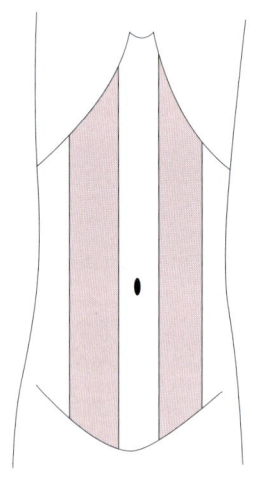

腹直筋攣急

3. 下腹部

● 下腹正中部腹筋の緊張減弱＝小腹不仁
・下腹の正中部に腹壁の力が抜けている部分がある状態．
・同部の知覚鈍麻を伴うこともある．
・通常，上腹部の腹筋の緊張は良好であることが前提となっている．
・小腹不仁は，八味地黄丸の適応病態にしばしばみられる．

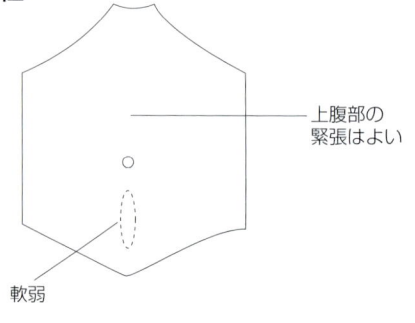

小腹不仁

小腹不仁は八味地黄丸．

- 小腹不仁があれば，腰痛の有無，排尿異常の有無などを確認する．
- 小腹不仁があっても心下振水音があれば，八味地黄丸は用いない．

●下腹部圧痛＝瘀血の腹証

- 下腹部の腹筋緊張亢進（抵抗として触知）と圧痛，および自覚的膨満感を瘀血の腹証と呼び，駆瘀血剤の使用目標となる．
- この腹証は **小腹鞕満**（しょうふくこうまん）ともいう．
- 小腹鞕満の軽度な状態で，下腹部の自覚的膨満感だけがあるものを **小腹満**（しょうふくまん）と呼ぶ．
- 瘀血の腹証は，月経異常，更年期障害にみられることが多い．生理的にも月経前から月経中に，この所見を認めることがある．
- 男性には比較的少ない．認めれば臨床的意義がある．
- この腹証は，桂枝茯苓丸，大黄牡丹皮湯，通導散などの適応例にしばしばみられる．

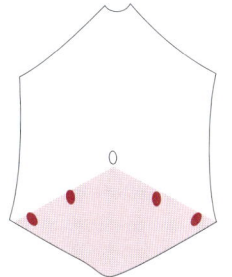

● 圧痛好発部位
▨ 下腹部腹筋緊張

瘀血の腹証

［瘀血所見］
①皮膚粘膜のうっ血，暗紫色化．
②細静脈の怒張と暗紫色化．
③下腹部圧痛（左記）——ただし必発ではない．

瘀血には駆瘀血剤．

●左腸骨窩付近腹壁擦過痛＝小腹急結（しょうふくきゅうけつ）

- 瘀血の腹証のやや特殊なものである．
- 栄養状態中等度以上であれば桃核承気湯（とうかくじょうきとう）を用いる．

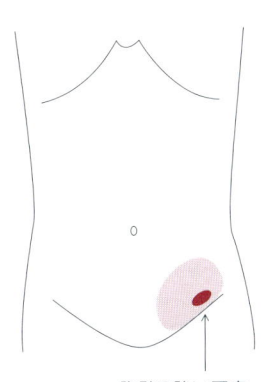

↑ 腹壁の強い圧痛

小腹急結

●下腹部腹直筋異常緊張＝小腹拘急・小腹弦急

○小腹拘急
- 下腹筋が恥骨結合を下の頂点として逆八の字形に緊張している状態.
- 八味地黄丸の腹証の一つである.
- 足腰の筋力の衰えや腰痛に伴うことが多い.

○小腹弦急
- 小腹の筋肉が腹直筋に沿って垂直に異常に突っ張っている状態.
- やせ型の患者では，桂枝加竜骨牡蛎湯の適応例が多い.

> 小腹拘急と小腹弦急との鑑別はむずかしい.

●下腹部正中芯

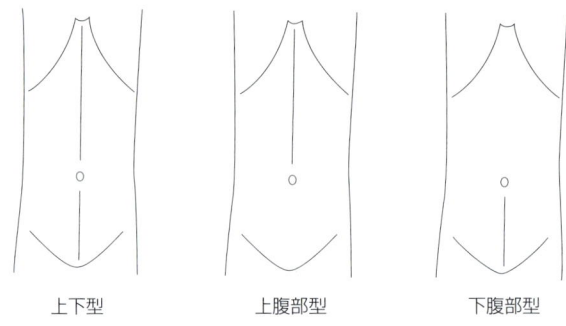

上下型　　　上腹部型　　　下腹部型

正中芯

- 上腹部同様に，下腹部腹壁正中の皮下に索状物（解剖学的白線）を触れるもの.
- 下腹部のみの正中芯は，下半身の機能低下を反映するとされ，八味地黄丸などを用いる.
- 上腹部から下腹部までの正中芯は，全身的に体力低下した状態で，真武湯，人参湯，小建中湯などを用いる.

◆腹診上の注意

●上腹部
・食後には胃内容を心下痞鞕などと誤ることがありうる．上腹部が膨満している場合，食後でないかを尋ねること．
・心窩部拍水音を聴取した場合，水分摂取直後でないかを尋ねること．

●下腹部
・便秘状態では下腹部の緊張が強く，圧痛を訴える例もあり，小腹鞕満と誤りやすい．
・下腹部膨満と圧痛を訴える場合，便秘していないか，尿がたまっていないか，月経直前でないかなどを尋ねること．
・経産婦の下腹部は軟弱であり，小腹不仁などの所見は取りにくい．

●腹部全体について
・来院直後，興奮状態の患者では腹筋緊張が強くなりやすい．
・神経質な患者は，腹診時に身体を硬くして所見が取れない．

●その他
・手術創があるときは，その部分の所見はわかりにくい．

> 見せかけの腹証に注意．

◆腹診所見の解釈

・腹診は漢方的診察法の一部であり，他の所見と総合して判断する必要がある．
・腹診の主たる目的は，患者の全体的状態（虚実）を推定することである．
・腹診所見と患者の症状とが一致しないときには，腹診所見よりも症状を重視する場合と，症状よりも腹診所見を重視する場合とがある．
・一般に腹診所見は虚実の判断程度にとどめ，自覚症状を優先することが多い．
・特定の漢方薬に特有とされる腹診所見を認め，これが患者の症状と一致する場合には，その漢方薬を用いる有力な根拠となる．月経痛と瘀血の圧痛に桂枝茯苓丸，慢性胃炎と心下振水音に六君子湯，腰痛と**臍下不仁**（下腹部正中の腹筋緊張減弱）に八味地黄丸などである．
・症状に乏しい病気では，腹診所見が手がかりとなることがある．本態性高血圧症で胸脇苦満の強い患者に大柴胡湯といった例である．
・腹診のみで使用すべき漢方薬が決まる患者は少ない．

> 腹証は診断情報の一つにすぎない．

漢方的診察法　19

5 漢方薬使用上の留意点

重大な副作用・警告・禁忌

◆間質性肺炎

●小柴胡湯 [1-2]

1989年に小柴胡湯による薬剤性肺炎が初めて報告され，1994年にはインターフェロンが併用禁忌となった．しかし，1996年に小柴胡湯単独で間質性肺炎による死亡10例が出たため，薬剤情報として下記〔警告〕が出され，その後，さらに下記〔禁忌〕条項が追加された．

【警告】
1. 本剤(小柴胡湯)の投与により，間質性肺炎が起こり，早期に適切な処置を行わない場合，死亡等の重篤な転帰に至ることがあるので，患者の状態を十分観察し，発熱，咳嗽，呼吸困難，肺音の異常(捻髪音)，胸部X線異常等が現れた場合には，ただちに本剤の投与を中止すること．
2. 発熱，咳嗽，呼吸困難等が現れた場合には，本剤の服用を中止し，ただちに連絡するよう患者に対し注意を行うこと．

【禁忌】
●小柴胡湯
次の患者には投与しないこと─間質性肺炎により死亡等の重篤な転帰に至るおそれがある：
①インターフェロン製剤投与中，②肝硬変・肝癌，③慢性肝炎による肝機能障害で血小板数10万／mm^{3}以下(15万以下は慎重投与)

●間質性肺炎に注意すべき漢方薬(小柴胡湯以外)

小柴胡湯以外の漢方薬でも間質性肺炎の起こりうることが報告され，処方により表現に若干の違いがあるが，以下のような〔副作用〕が使用上の注意として記載されている．

間質性肺炎：発熱，咳嗽，呼吸困難，肺音の異常(捻髪音)などが現れた場合には，本剤の投与を中止し，速やかに胸部X線，胸部CTなどの検査を実施するとともに，副腎皮質ホルモン剤の投与などの適切な処置を行うこと．また，発熱，咳嗽，呼吸困難などが現れた場合には，本剤の服用を中止し，ただちに連絡するよう患者に対し注意を行うこと．

副作用として間質性肺炎の記載がある漢方薬(2014年5月時点)

■ 黄芩を含む(22処方)
乙字湯，大柴胡湯，小柴胡湯，柴胡桂枝湯，柴胡桂枝乾姜湯，柴胡加竜骨牡蛎湯，半夏瀉心湯，黄連解毒湯，荊芥連翹湯，潤腸湯，五淋散，温清飲，防風通聖散，竜胆瀉肝湯，二朮湯，清肺湯，柴朴湯，辛夷清肺湯，清心蓮子飲，三黄瀉心湯，柴苓湯，三物黄芩湯

2014年5月時点の資料による．以下の副作用情報も同じ．

■ 黄芩を含まない(8処方)
小青竜湯, 防已黄耆湯, 麦門冬湯, 補中益気湯, 抑肝散, 芍薬甘草湯, 大建中湯, 牛車腎気丸

[注]
・既往歴などから, 上記薬剤などにより間質性肺炎の起こった可能性が疑われる場合, 安易な試験的投与(チャレンジテスト)は危険であり, 避けるべきである.
・黄芩を含む他の漢方薬, すなわち清上防風湯, 女神散, 柴陥湯, 柴胡清肝湯, 小柴胡湯加桔梗石膏についても, 間質性肺炎の起こる可能性があり, 注意を怠るべきではない.

◆甘草による偽アルドステロン症・低カリウム血症・ミオパシーなど[3-5]

生薬・甘草によって偽アルドステロン症(以下, 本症)が起こりうる. 甘草の主成分であるグリチルリチン酸の代謝産物・グリチルレチン酸は, コルチゾールをコルチゾンに変換する 11β-Hydroxysteroid Dehydrogenase type2 を阻害し, 過剰となったコルチゾールが腎尿細管細胞のミネラルコルチコイド受容体に作用してナトリウム貯留, カリウム排泄促進を起こす. この結果, 高血圧, 低カリウム血症(3.5mEq/L以下), 代謝性アルカローシス, 低カリウム血症性ミオパシーなどを呈する.

本症の臨床症状の頻度は, 四肢脱力・筋力低下が約60%, 高血圧が35%で, この2つが本症発見の契機として最も多い. その他, 全身倦怠感が約20%, 浮腫が約15%の症例で報告されている. 低カリウム血症により横紋筋融解症を生じた場合は赤褐色尿が認められる.

高度の低カリウム血症では, うっ血性心不全, 心室細動・心室頻拍(Torsades de Pointes を含む)などを呈するので, 厳重な注意が必要である. 甘草が多く含まれる芍薬甘草湯(1日量中の甘草6g)の製剤使用上の注意では, この点への注意が特に喚起されている. 低カリウム血症では, 筋力低下により, 起立・歩行困難, 四肢麻痺, 転倒, 呼吸不全, 排尿困難・尿閉なども起こりうる. また, インスリン分泌不全により糖尿病が悪化することもある.

本症への対応として, 甘草を含む漢方薬の使用時には, 上記臨床症状の有無, 血清カリウム値, 血圧, 心電図等に十分注意し, 異常が認められた場合には投与を中止し, カリウム剤の投与, スピロノラクトン経口投与など, 適切な処置を行わなくてはならない.

なお，本症発症に関与する患者側の危険因子として，男女比1：2で女性の発症が多く，全体の80％は50〜80歳代で，低身長，低体重など体表面積が小さい者や高齢者に生じやすい．小柄な高齢女性は要注意ということである．

また，本症発症リスクの増加を避ける意味で，甘草を含む複数の漢方薬の併用，および，グリチルリチン製剤，サイアザイド系利尿剤・ループ利尿剤，副腎皮質ステロイド，甲状腺ホルモン剤，インスリン製剤などと漢方薬との併用には注意が必要である．ただし，甘草の用量が少なくても本症が発症する例のあることも知られている．

甘草を2.5g以上含む漢方薬では，以下の【禁忌】が設定されている．

【禁忌】
●多量の漢方薬を含む漢方薬（甘草2.5g以上／一日量）
・以下の疾患および症状では，増悪のおそれがあり禁忌
　1）アルドステロン症の患者
　2）ミオパチーのある患者
　3）低カリウム血症のある患者
・甘草2.5g以上含有する漢方薬
　半夏瀉心湯，小青竜湯，人参湯，五淋散，炙甘草湯，芍薬甘草湯，甘麦大棗湯，芎帰膠艾湯，桂枝人参湯，黄連湯，排膿散及湯，桔梗湯，甘草湯

◆肝機能障害・黄疸など

以下の製剤で注意が必要：葛根湯，乙字湯，八味地黄丸，大柴胡湯，小柴胡湯，柴胡桂枝湯，柴胡桂枝乾姜湯，柴胡加竜骨牡蛎湯，半夏瀉心湯，黄連解毒湯，小青竜湯，防已黄耆湯，当帰芍薬散，加味逍遥散，桂枝茯苓丸，麻黄湯，麦門冬湯，呉茱萸湯，白虎加人参湯，当帰四逆加呉茱萸生姜湯，補中益気湯，六君子湯，十全大補湯，荊芥連翹湯，潤腸湯，抑肝散，温清飲，清上防風湯，防風通聖散，女神散，芍薬甘草湯，竜胆瀉肝湯，二朮湯，清肺湯，柴朴湯，大建中湯，辛夷清肺湯，通導散，牛車腎気丸，人参養栄湯，小柴胡湯加桔梗石膏，清心蓮子飲，三黄瀉心湯，柴苓湯，三物黄芩湯，麻黄附子細辛湯，茵蔯蒿湯

［注］ 柴苓湯では，劇症肝炎への注意も必要とされる．

◆腸間膜静脈硬化症[6]—加味逍遥散・黄連解毒湯・辛夷清肺湯

腸間膜静脈硬化症は，大腸壁内から腸間膜にかけて静脈の石灰化，静脈還流障害による腸管の慢性虚血性変化をきたす疾患である．山梔子の成分geniposideの長期服用が，その発症に関与している可能性が指摘されており，加味逍遥散・黄連解毒湯・辛夷清肺湯において使用上の注意が喚起さ

れている．これらの漢方薬を服用中に，腹痛，下痢，便秘，腹部膨満などが繰り返しあらわれた場合，または便潜血陽性になった場合には投与を中止し，CT，大腸内視鏡検査などを実施するとともに，適切な処置を行う必要がある．なお，腸管切除に至った症例も報告されている．

特発性腸間膜静脈硬化症の診断においては，①腹部CT検査で，右側腹部の線状石灰化像，大腸壁の肥厚，腸管壁ないし腸間膜に一致した石灰化像が認められること，②大腸内視鏡検査で，病変部大腸粘膜の色調変化（暗青色，暗紫色，暗赤色，青銅色など），浮腫・狭窄・びらん・潰瘍・血管透見像消失などが認められることが特徴であり，単純X線は検出感度が低く不十分とされる．いずれも主として右側結腸に病変が強い傾向がある．山梔子を含む漢方薬を5年以上服用する患者では検査が望ましいと思われる．

山梔子を含む漢方薬

茵蔯蒿湯	温清飲	黄連解毒湯	加味帰脾湯	加味逍遥散
荊芥連翹湯	五淋散	柴胡清肝湯	梔子柏皮湯	辛夷清肺湯
清上防風湯	清肺湯	防風通聖散	竜胆瀉肝湯	

● **紫雲膏**

> 【禁忌】
> ●紫雲膏
> ・以下の疾患および症状が悪化するおそれがある．
>   1）紫雲膏に過敏症の既往歴のある患者
>   2）重症の熱傷・外傷
>   3）化膿性創傷で高熱のある患者
>   4）患部の湿潤やただれのひどい患者

一般的注意ならびに慎重投与の必要な漢方薬

◆麻黄，大黄，附子などを含む漢方薬

以下の生薬を含む漢方薬では慎重な投与が必要である．

● **麻　黄**

・エフェドリンを含有し，交感神経興奮様作用がある．
・プソイドエフェドリンを含有し，非ステロイド系抗炎症剤と類似．
・高齢者ほど有害作用が出やすい．
・以下の患者には慎重に投与すること．

　1）病後の衰弱期，著しく体力の衰えている患者
　2）胃腸の虚弱な患者
　3）食欲不振，悪心，嘔吐のある患者
　4）発汗傾向の著しい患者
　5）狭心症，心筋梗塞などの循環器系の障害のある患者，またはその既

老人虚弱者では厳重に注意．

往歴のある患者
6）重症高血圧症の患者
7）高度の腎障害のある患者
8）排尿障害のある患者
9）甲状腺機能亢進症の患者

【麻黄を含む漢方薬】

葛根湯	葛根湯加川芎辛夷	麻黄湯	小青竜湯
麻黄附子細辛湯	麻杏甘石湯	五虎湯	神秘湯
越婢加朮湯	麻杏薏甘湯	薏苡仁湯	防風通聖散
五積散	桂麻各半湯		

● 大 黄

・大黄の瀉下作用は個人差が大きいので用法用量に注意すること．
・少量でも腹痛，下痢をきたすことがある．
・大黄を含む製剤の併用により，腹痛，下痢をきたすことがある．
・妊娠中の投与に関する安全性は確立していない．子宮収縮作用，骨盤内臓器の充血作用により流早産の危険性があるとされる．
・含有成分のアントラキノン誘導体は母乳中に移行し，乳児の下痢を起こすことがある．

大黄の効き方は個人差が大きい．

【大黄を含む漢方製剤】

大黄甘草湯	麻子仁丸	通導散	桃核承気湯
三黄瀉心湯	大黄牡丹皮湯	大承気湯	調胃承気湯
潤腸湯	桂枝加芍薬大黄湯	防風通聖散	大柴胡湯
茵蔯蒿湯	治打撲一方	治頭瘡一方	乙字湯

（エキスで大黄含有量の多い順）

● 附 子

・動悸，のぼせ，舌のしびれ，悪心などが現れることがある．
・小児では中毒が起こりやすく，慎重に投与する必要がある．

【附子を含む漢方薬】

| 桂枝加朮附湯 | 桂枝加苓朮附湯 | 真武湯 | 麻黄附子細辛湯 |
| 八味地黄丸 | 牛車腎気丸 | 大防風湯 | 附子理中湯 |

● その他

・地黄，石膏，当帰，川芎，酸棗仁などを含む漢方薬では，胃腸虚弱な患者で消化器症状の現れることがある．
・桂皮，人参，地黄，当帰，川芎などを含む漢方薬では，発疹，瘙痒，蕁麻疹などの皮膚症状が現れることがある．

◆その他の副作用
●膀胱炎様症状（以下の製剤で注意が必要）
　　小柴胡湯，柴苓湯，柴朴湯，柴胡桂枝湯

相互作用・併用

◆漢方薬の相互作用
●多剤併用
・安易な多剤併用は慎むべきである．
・適切な漢方薬を選択すれば，一種ないし数種類で複数の症候や疾患に対処できる場合が多い．
・複数の漢方薬を併用する場合は，含有生薬の重複に注意すること．
・甘草，麻黄，附子，大黄を含む漢方薬の併用には特に注意すること．
・甘草は多くの処方（147処方中110処方）[7]に配合されているため，過量になりやすく，血清カリウム値，血圧値などに留意すること．

> 漢方薬多剤併用時には，特に漢方的考え方が必要．

●構成生薬からみて併用が無意味な組み合わせ
・柴胡剤同士

　通常，以下6処方において2種以上を同時に用いることはない．
　　小柴胡湯　　　柴苓湯　　　小柴胡湯加桔梗石膏
　　柴陥湯　　　　柴朴湯　　　柴胡桂枝湯

・八味地黄丸類同士

　通常，以下3処方において2種以上を同時に用いることはない．
　　八味地黄丸　　牛車腎気丸　　六味丸

◆西洋医薬との併用と使い分け
・漢方薬と西洋医薬との併用については十分な臨床的経験がない．
・基本的には治療の安全性を確保し，かつ患者の経済的負担を軽減するために，できるだけ少量の薬剤にとどめるべきである．
・したがって，漢方薬と西洋医薬との同種同効の併用は避けるべきである．
・すでに西洋医薬を多剤併用している患者にさらに漢方薬を追加併用する場合，何を目的とするか，また西洋医薬を少しでも減量できないか，常に考慮すべきである．

●小柴胡湯とインターフェロン製剤との併用は禁忌（既述）
・小柴胡湯を含む漢方薬についても注意を怠るべきではない．

●甘草を含む漢方薬では以下の併用に注意すること（既述）
・フロセミド，エタクリン酸，チアジド系利尿剤
・グリチルリチン酸およびその塩類を含有する製剤

●麻黄を含む漢方薬では，麻黄の副作用が現れやすくなるので，以下の併用に注意すること
・エフェドリン類を含有する製剤
・モノアミン酸化酵素（MAO）阻害剤
・甲状腺製剤（チロキシンなど）
・カテコールアミン製剤（エピネフリン，イソプレナリンなど）
・キサンチン系製剤（テオフィリンなど）

●大黄を含む漢方薬では，センノサイド類下剤との併用は同種同効と推定され，相加作用がみられるので慎重な投与が必要である

その他の注意事項

●高齢者への投与（「老年期疾患」の項（p.134）も参照のこと）
・一般に高齢者では生理機能が低下しているので減量するなど注意すること．当初は定量の1/2〜2/3程度とし，徐々に定量まで漸増すること．

●妊婦，授乳婦への投与
・一般に，どの製剤でも妊婦または妊娠している可能性のある婦人には，慎重に投与すること．
・大黄を含む漢方薬（p.24）は，特に慎重に投与すること．
・附子を含む漢方薬（p.24）は投与しないことが望ましい．
・紅花，牛膝，桃仁，牡丹皮を含む漢方薬は，慎重に投与すること．

●小児への投与
・附子を含む漢方薬（p.24）は，慎重に投与すること．

妊娠中の投与に関する安全性は確立していないので，妊婦または妊娠している可能性のある婦人には，治療上の有益性が危険性を上回ると判断される場合にのみ投与すること．

参考文献
1) 鈴木　宏，他：和漢医薬学雑誌，17：95-100，2000．
2) 佐藤篤彦，他：日胸疾会誌，35（4）：391-395，1997．
3) 柴田洋孝，他：日本内科学会雑誌，96（4）：805-810，2007．
4) 重篤副作用疾患別対応マニュアル　偽アルドステロン症，厚生労働省，2006．（厚生労働省ホームページよりダウンロード可能）
5) 赤瀬朋秀：漢方医薬学雑誌，20（3）：84-86，2013．
6) 清水誠治：腸間膜静脈硬化症の実態に関する全国調査の結果．厚生労働科学研究費助成金難治性疾患等克服研究事業，平成25年度総括研究報告書，2014.3.
7) 日本漢方生薬製剤協会，他：医療用漢方製剤147処方・『使用上の注意』の業界統一と自主改訂．1995．
8) 厚生省・日本医師会：日本医師会雑誌，113（10）：191-201，1995．
なお，漢方薬をより安全に使用するためには，これ以外の最新情報（副作用情報，関連学会報告等）にも十分注意されたい．

6 病名・症候による漢方薬選択の例（頻用漢方薬）

疾　　患	頻用漢方薬
呼吸器疾患	
感冒急性期	葛根湯，桂枝湯，麻黄附子細辛湯，麻黄湯など
気管支炎 （咳嗽・喀痰）	小柴胡湯，柴朴湯，麦門冬湯，小青竜湯，麻杏甘石湯，麻黄附子細辛湯，清肺湯，滋陰降火湯など
気管支喘息	柴朴湯，小青竜湯，麻杏甘石湯，苓甘姜味辛夏仁湯など
消化器疾患	
咽喉頭異常感症	半夏厚朴湯，柴朴湯など
胃炎・胃痛	六君子湯，人参湯，安中散，半夏瀉心湯，黄連湯，柴胡桂枝湯など
逆流性食道炎	六君子湯，半夏瀉心湯
過敏性腸症候群	桂枝加芍薬湯，大建中湯，小建中湯，真武湯など
便　秘	大黄甘草湯，麻子仁丸，潤腸湯，桂枝加芍薬大黄湯など
慢性肝炎・ 肝機能障害など	小柴胡湯，柴胡桂枝湯，大柴胡湯など
開腹手術後・ 腸管癒着症	大建中湯
痔　疾	乙字湯，当帰建中湯，補中益気湯，紫雲膏など
循環器疾患	
高血圧症 （随伴症状）	大柴胡湯，柴胡加竜骨牡蛎湯，八味地黄丸，黄連解毒湯，大承気湯，桃核承気湯，釣藤散，七物降下湯など
心臓神経症・ 動悸など	柴胡加竜骨牡蛎湯，桂枝加竜骨牡蛎湯，炙甘草湯など
低血圧症	真武湯，補中益気湯，半夏白朮天麻湯など
精神・神経疾患	
認知症	抑肝散（問題行動改善に）
脳血管障害	黄連解毒湯，釣藤散など
頭　痛	釣藤散，半夏白朮天麻湯，呉茱萸湯，五苓散，葛根湯など
不眠症・神経症	加味逍遙散，抑肝散，柴胡桂枝乾姜湯，半夏厚朴湯，柴胡加竜骨牡蛎湯，黄連解毒湯，加味帰脾湯など
運動器疾患	
関節リウマチ・ 関節炎	桂枝加朮附湯，大防風湯，越婢加朮湯，薏苡仁湯など
変形性膝関節症	防已黄耆湯，越婢加朮湯など

疾　患	頻用漢方薬
腰　痛	八味地黄丸，牛車腎気丸，疎経活血湯，当帰四逆加呉茱萸生姜湯など
筋肉の痙攣を伴う疼痛	芍薬甘草湯など
泌尿器疾患	
腎結石症	猪苓湯など
前立腺肥大症	八味地黄丸，牛車腎気丸など
陰　萎	八味地黄丸，桂枝加竜骨牡蛎湯，柴胡加竜骨牡蛎湯など
産婦人科疾患	
月経不順	当帰芍薬散，桂枝茯苓丸，桃核承気湯，温経湯，温清飲など
月経痛	桂枝茯苓丸，当帰芍薬散，当帰建中湯，温経湯など
不妊症・流産癖	当帰芍薬散，温経湯
更年期症候群	加味逍遙散，桂枝茯苓丸，当帰芍薬散など
耳鼻科疾患	
鼻炎・慢性副鼻腔炎	小青竜湯，葛根湯加川芎辛夷，葛根湯，辛夷清肺湯など
めまい	苓桂朮甘湯，半夏白朮天麻湯，五苓散，当帰芍薬散など
その他	
糖尿病・しびれ	八味地黄丸，牛車腎気丸など
腎炎・ネフローゼ・浮腫	柴苓湯，五苓散，八味地黄丸，牛車腎気丸など
虚弱体質・疲労倦怠	補中益気湯，十全大補湯，人参養栄湯，小建中湯など

一口メモ　頓服で用いうる漢方薬

　漢方薬にも頓服で用いて即効を期待する処方がある．単純な症状を目標とし，数回の服用で効果を判定することができる．
　以下のような処方である．
・芍薬甘草湯（しゃくやくかんぞうとう）：筋肉の急激な痙攣性疼痛．腓腹筋痙攣（こむらがえり），いわゆるギックリ腰，尿管結石発作，胆石発作，過敏性腸症候群の疝痛発作，生理痛などに用いる．
・桂枝加芍薬湯（けいしかしゃくやくとう）：過敏性腸症候群，急性胃腸炎などに伴う腹痛時に用いる．

小児でも飲みやすい．
- 小青竜湯：鼻水，くしゃみ，鼻閉．アレルギー性鼻炎や感冒初期．
- 麦門冬湯：感冒後，痰のない咳込み（百日咳様咳込み）．飲みやすい．
- 麻杏甘石湯：感冒後，痰のからむ咳込み．小児の気管支喘息発作で咳込むもの．比較的飲みやすい．
- 安中散：ストレス性胃炎の胃痛，飲みやすい．
- 小半夏加茯苓湯：嘔気，嘔吐，妊娠悪阻．飲みやすい．

Q&A 薬を飲ませる温度

Q：漢方製剤（エキス薬）を飲む場合，温湯に溶かすほうがよいといわれるが，本当か．

A：エキス顆粒状の剤形よりも，湯に溶かした状態のほうが吸収が速やかであることは当然である．特に，感冒で発汗を目的として服用させる葛根湯，小青竜湯，桂枝湯，麻黄湯などは，冷水で服用すれば効果は半減する．この場合，温湯という形で熱エネルギーを供給することにも意味があるであろう．

なお，湯に溶かして揮発性成分が湯気の形で作用することも期待される．たとえば，小青竜湯を熱湯に溶かしてアレルギー性鼻炎に用いると，その蒸気だけで鼻閉が軽快する例がある．

また，冷え症，冷えると悪化する例などでは，冷水で服用すると腹痛，下痢などを引き起こすことがある．

Q：漢方製剤（エキス剤）を処方するときは，患者に湯に溶かして服用するよう指示しているが，冷たいほうがよい場合もあると聞く．どんな場合か．

A：漢方製剤は通常，できるだけ湯に溶かして，ぬるま湯程度の飲みやすい温度にさましてから服用するように指示する．しかし，溶かした後に冷やして服用（冷服）するよう指示する場合もある．以下のような場合である．

① 嘔気が強いとき

嘔気の強いときには，においや味に敏感であり，それによってさらに嘔気が強くなることがあるからである．小半夏加茯苓湯，二陳湯などを服用する場合である．

② 急性の鼻出血のとき

黄連解毒湯などを用いるが，熱いままでは再び出血することがあるためである．

> 感冒に使う葛根湯やアレルギー性鼻炎に使う小青竜湯は湯に溶かして服用する．

③ のぼせて赤い顔をしているとき
　のぼせや赤い顔などの症状は，黄連解毒湯，三黄瀉心湯，清上防風湯などを用いる目標であるが，この場合，冷服がよい．ただし，同じ症状でも，虚証（やせ型・胃腸虚弱）では，通常これらの処方は使わない．

④ におい，苦みなどに患者が敏感なとき
　患者が薬のにおい・苦みなどを苦痛にして飲みにくいというときには，冷服させると，それほど苦でなくなることが多い．

Q：漢方製剤（エキス薬）には，ひね生姜の絞り汁を加えたほうがよい場合があるというが，どんな場合か．

A：症状によって違うが，第一に感冒で発熱している場合があげられる．葛根湯，桂枝湯，小青竜湯，香蘇散などのエキス製剤を温湯に溶かした後，ひね生姜（八百屋で市販されているもの）数グラムをおろして，その絞り汁を加えて服用すると，発汗解熱作用などが強化される．第二に，胃炎症状，特に嘔気の強い例に用いる．小半夏加茯苓湯，二陳湯，六君子湯，半夏瀉心湯などを用いる際に患者に指示するとよい．第三に，身体を温める目的で用いる処方に加えることがある．当帰四逆加呉茱萸生姜湯，人参湯などである．当帰芍薬散を冷え症に用いるときに，この処方中に含まれてはいないが，効果を高めるために生姜汁を加えて服用させるとよい．

一口メモ　漢方薬の服用時・服用後に摂取するとよいもの

○八味地黄丸・当帰芍薬散……酒で飲む．お猪口一杯の酒でのむと，胃のもたれが起こりにくくなる．
○五苓散……おも湯で飲む．急性胃腸炎や脱水症などに用いるときで，その後からお湯をたくさん飲むと，汗や小便が出てなおるとされる．
○桂枝湯（風邪に用いるとき）……服用後に熱いうどん・お粥などを食べるとよい．

【古典の記載】
①五苓散
　五苓散の原典の一つである『金匱要略』痰飲咳嗽病篇には，「仮令ば，痩人，臍下悸あり．涎沫を吐して癲眩す．此れ水なり．五苓散之を主る．」（痩せた人で，臍の下で動悸がして，唾や泡沫を吐いて，ひっくりかえるような激しいメマイがする．これは水の変であり，五苓散の主治である）とあり，その後に，

五苓散の生薬末を「白飲にて方寸匕を服す．(略)多く暖水を飲めば汗出でて愈ゆ」とある．方寸匕とは，縦横深とも一寸のさじ，おおよそ2gとされる（大塚敬節『金匱要略講話』）．白飲は「おもゆ」．すなわち，おもゆで五苓散を飲んでから後でお湯をたくさん飲むと汗も小便も出てなおるという．

②桂枝湯

桂枝湯は，『傷寒論』太陽病上篇の最初に出てくる処方で，"中風"すなわち感冒の初期などで，悪寒，発熱，鼻閉などがあり，脈が"浮弱"のときに用いるとされる．その作り方を記載した後に，「服し已って須臾にして熱稀粥一升餘を啜り，以って薬力を助け…」とある．すなわち，「桂枝湯を飲み終わって，ちょっとたってから，熱いうすい粥を一合あまりすすって，薬力を助けてやるとよい」ということ．熱いお粥の代わりに熱いうどんを食べてもらってもよい．このように発熱時に熱量のあるものを身体の中心部に入れてやるというのは，生体が体温を一定の温度まで上昇させようとしているのを助けると考えられ，大変興味深い．

7 作用機序の解明が進んだ漢方薬

①六君子湯について

六君子湯は元来，胃腸虚弱で食欲がなく，むねやけ，胃もたれなどのあるときに用いられてきた処方である．今日では，機能性ディスペプシア（FD），胃食道逆流症（GERD）に広く応用されている．また，種々の原因による食欲低下，嘔気に有用で，化学療法剤や抗生剤投与などによる消化器症状，高齢者の食欲低下などにも用いられている．

◆ 1．歴史的経緯

この処方の原典は明確ではないが，明代の薛己(1487-1559)が著した『内科摘要』には「脾胃虚弱，飲食思うこと少なく，或は久しく瘧痢を患い，若しくは内熱を見わし，或は飲食化し難く，酸を作すを治す」[1]（意訳：胃腸虚弱で食欲不振，慢性下痢，もしくは胸やけ，消化不良，胃酸の逆流には六君子湯がよい）とあり，今日の使い方とほぼ同じと考えられる．

この処方は近世以後の日本でも頻用され，幕末の浅田宗伯(1815〜1894)は『勿誤薬室方函口訣』で「この処方は人参湯の変方で，消化管の機能を助け，胃の不快感を除く効果がある．そこで，老人，胃腸虚弱で水毒があり食欲不振の者，あるいは大病の後で胃腸の働きが低下し，食べものの味を感じない者に用いる」（筆者意訳）という[2]．

昭和漢方復興運動の中心であった大塚敬節(1900-1980)は，六君子湯は「胃部の停水が著明で，胃に食べものがもたれ，食欲のないものに用いる」，「食事がすむとすぐ手足がだるくなって，ねむけがして，動くのがいやになるという症状のものは，消化器の弱い人で，四君子湯や六君子湯を用いる目標である」と述べている[3]．

◆ 2. 近年の研究

六君子湯に関しては近年多くの基礎的・臨床的研究が行われており，食欲増進ホルモンであるグレリンの分泌促進とその作用増強効果が注目されている[4-8]．

● a. 臨床効果に関する研究

いわゆる慢性胃炎あるいは機能性胃腸症の臨床症状を改善する効果が報告されており[9-12]，六君子湯投与群で血中アシルグレリン（活性型グレリン）が有意に増加し，しかも症状改善とアシルグレリン増加との間には有意の正相関があるとされる[12]．胃食逆流症の改善[13-14]およびプロトンポンプ阻害剤との併用効果[15]，癌化学療法による食欲不振・嘔気の改善[16-17]，幽門輪温存胃切除術後のうっ滞症状・胃排泄能の改善[18]，うつ病患者のSSRI（フルボキサミン）投与による消化器症状の改善[19]，上腹部不定愁訴に対する抗うつ効果[20]などの報告もある．

● b. 作用機序に関する研究

六君子湯には胃排出促進[21-23]，胃適応性弛緩改善[24-28]，食欲改善[29]，胃粘膜血流改善[30-31]，食道クリアランス改善[32-33]などの作用のあることが明らかとなり，その機序がグレリンの産生増強・シグナル増強・代謝抑制などであることも解明されつつある[29) 34)]．

すなわち六君子湯には，(1)中枢においては，①コルチコトロピン放出因子(CRF)ニューロン上のセロトニン(5-HT)$_{2C}$受容体を阻害して末梢でのグレリン分泌を改善[29]，②視床下部弓状核のNPY/AgRP系活性化により食欲を促進[35-36]，(2)末梢においては，①5-HT$_{2B}$受容体阻害によりグレリン分泌を改善[29]，②血中エステラーゼによるグレリン不活化を抑制[37]，③レプチン（飽食ホルモン）により阻害されたグレリン・シグナル伝達を回復[38]などの作用があるとされる．

さらに，これらの作用が，六君子湯構成生薬中のどの成分によるものかに関する研究も進んでいる[29) 34) 37)]．

参考文献

1) 薛 己：欽定四庫全書・薛氏医案巻之一・内科摘要 1-46a〜b．文淵閣『四庫全書』電子版（中医薬版）日本版．新樹社書林，2009．
2) 浅田宗伯：勿誤薬室方函口訣．近世漢方医学所集成 96 巻，名著出版，p.74-75，1982．
3) 大塚敬節：症候による漢方治療の実際（第 4 版）．南山堂，p.306 および p.658，1972．
4) 武田宏司，他：臨床消化器内科，28（2）：209-214，2013．
5) Takeda H, et al.：Current Pharmaceutical Design, 18：4827-4838, 2012.
6) Takeda H, et al.：Mhthods in Enzymology, 514：333-351, 2012.
7) 新井誠人，他：日薬理誌，137：18-21，2011．
8) 武田宏司，他：日本消化器病学会雑誌，107（10）：1586-1591，2010．
9) 三好秋馬，他：Prog Med, 11（6）：1605-1631，1991．
10) 原澤 茂，他：医学のあゆみ，187（3）：207-229，1998．
11) Tatsuta M, et al.：Aliment Pharmacol Ther, 7：459-462, 1993.
12) Arai M, et al.：Hepatogastroenterology, 59：62-66, 2012.
13) 山本佳洋，他：Prog Med 19（4）：839-842，1999．
14) Kawahara H, et al.：Pediatr Surg Int, 23：1001-1005, 2007.
15) Tominaga K, et al.：J Gastroenterol, 47：284-292, 2012.
16) Ohno T, et al.：Clinical and experimental Gastroenterology, 4：291-296, 2011.
17) Seike J, et al.：Int J Surg Oncol.2011,2011,doi：10.1155/2011/715623.
18) Takahasi T, et al.：World J Surg, 33：296-302, 2009.
19) Oka T, et al.：Biopsychosocial Medicine, 1：21-26, 2007.
20) 岡 孝和，他：臨床と研究，67：243-245，1990．
21) Tatsuta M, et al.：Aliment Pharmacol Ther, 7：459-462, 1993.
22) Takahasi T, et al.：World J Surg, 33：296-302, 2009.
23) Kido T, et al.：J Pharmacol Sci, 98：161-167, 2005.
24) Kusunoki H, et al.：Internal Medicine, 49：2195-2202, 2010.
25) Arakawa T, et al.：Drugs Exp Clin Res, 25：207, 1999.
26) 荒川哲男，他：Prog Med, 19：829-833，1999．
27) Hayakawa T, et al.：Drugs Exp Clin Res, 25（5）：211-218, 1999.
28) 楠 裕明：日本東洋心身医学研究，22：5-11，2007．
29) Takeda H, et al.：Gastroenterol, 134：2004-2013, 2008.
30) Kurose I, et al.：Pathophysiology, 2：153, 1995.
31) 川合 満，他：Ther Res, 14（5）：2061-2068，1993．
32) Kawahara H, et al.：Pediatr Surg Int, 23：1001-1005, 2007.
33) 川原央好，他：日本医事新報，4511：58-64，2010．
34) Fujitsuka N, et al.：Trans Psychiatry 1：c23, 2011.
35) Yakabi K, et al.：Regul Rept, 161：97-105, 2010.
36) Yakabi K, et al.：Endocrinology 151：3773-3782, 2010.
37) Sadakane C, et al.：Biochem Biophys Res commun, 412：506-511, 2011.
38) Takeda H, et al.：Endocrinology, 151：244-252, 2010.

〔全般的に参考にした文献〕
1) 稲木一元：臨床医のための漢方薬概論．南山堂，p.714-727，2014．

②大建中湯について

　大建中湯は元来，腸閉塞を思わせる症状，すなわち腹部にガスが多く腸蠕動が亢進して強い腹痛を来す病態に用いられてきた処方である．今日で

は，消化管手術後の腸管運動回復促進に頻用され，また腸管癒着症，過敏性腸症候群，高齢者の便秘などに用いられている．

◆1．歴史的経緯

大建中湯の原典は『金匱要略』腹満寒疝宿食病篇で，「心胸中，大いに寒え痛み，嘔して飲食する能わず，腹中寒え，上衝して皮起こり，出で見れ，頭足あり，上下痛みて触れ近づくべからざるは，大建中湯之を主る」とある[1]．大意は，「腹から胸にかけて，非常に冷えて痛み，吐き気が強くて飲んだり食べたりできない．腹の皮がもりあがって，むくむくと動き，あたかも頭や足があるようで，上下する．腹痛が激しいので触れることも出来ない．このような状態には，大建中湯を用いる」ということである．この症状からはイレウスが疑われるであろう．ただし，今日では麻痺性イレウスや腸管運動低下状態に用いられることとは逆であり，このことから，大建中湯には腸管運動調整作用があると考えられる．

◆2．近年の研究

● a．臨床研究

大建中湯は開腹術後腸管麻痺の回復促進に広く用いられている．術後の腸管運動促進効果と炎症抑制効果[2-4]，術後イレウスの再手術率低下[5]，在院日数短縮・医療費節減[6]などの効果のほか，術後癒着性イレウスへの有効性[7-10]なども報告されている．また，小児の重度慢性便秘や小児術後排便障害に有効とする報告[11-12]，クローン病で手術例の寛解維持に有効とする報告[13]もある．

● b．基礎研究

(1) 腸管運動促進作用

健常者を対象とするランダム化並行群間二重盲検プラセボ対象用量反応比較試験で，大腸輸送能を有意に促進したとの報告[14]がある．

作用機序に関しては，①セロトニン(5-HT)が5-HT_3受容体および5-HT_4受容体を介したアセチルコリン作動性神経の賦活(山椒にその活性)[15-18]，②モチリン(腸管運動を促進する消化管ホルモン)分泌促進[19-21]，③バニロイド受容体を介した作用[22]と考えられている．

(2) 腸管血流増加作用[23-29]

構成生薬である山椒のハイドロキシ-α-サンショール(HAS)と乾姜の6-ショーガオールが，腸管粘膜への直接作用と消化管吸収後の血行性作用とにより，①腸管神経終末からのカルシトニン遺伝子関連ペプチド(CGRP)分泌促進，②腸管上皮細胞・平滑筋からのアドレノメデュリン(ADM)分泌促

進が起こるとされる．CGRPとADMには微小血管拡張作用がある．

　HASと6-ショーガオールのADM遊離増強作用は，腸管粘膜上皮細胞のトランジェント・リセプター・ポテンシャルTRP・A1チャンネルを介するとされる．TRPチャンネルは温度感受性チャンネルであり，TRP・A1は17℃以下の低温刺激あるいは食用ワサビの主成分であるアリルイソチオシアネートによる刺激に反応するとされる[30]．これは，大建中湯は腸管の"冷え"による痛みに用いるとする古典的説明に合致するように思われ，興味深い．

(3) 抗炎症作用・腸管癒着形成阻害作用

　腸管粘膜の炎症性サイトカイン産生抑制作用[31]，腸管癒着形成阻害作用[32]が報告される．また，ADMにはTNF-α産生抑制・抗炎症作用もあるとされる[28-29]．こうした点と，CGRP・ADMの腸管微小循環系血流増加作用とを考え合わせ，腸管の炎症と虚血が主たる病態であるクローン病に大建中湯が有用とする説がある[28-29]．

(4) その他の作用

　門脈血流増加作用[33]，肝切除術後の血中アンモニア濃度低下作用[34]などが報告される．

参考文献

1) 張　仲景：腹満寒疝宿食病篇 1-26b．元・鄧珍本金匱要略．燎原書店, p.72, 1988.
2) 永嶋裕司, 他：Prog Med, 18 (4)：903-905, 1998.
3) 壁島康郎, 他：日消外会誌, 38 (6)：592-597, 2005.
4) Yoshikawa K, et al.：Surg Today, 42：646-651, 2012.
5) Itoh T, et al.：J Int Med Res, 30：428-432, 2002.
6) 今津嘉宏, 他：Prog Med, 24：1398-1399, 2004.
7) 杉山　貢：Prog Med, 12 (7)：1668-1672, 1992.
8) 杉山　貢：Prog Med, 13 (12)：2901-2907, 1993.
9) 三木誓雄, 他：Prog Med, 20 (5)：1110-1111, 2000.
10) Yasunaga H, et al.：Evidence-based Comlementary and Alternative Medicine, Volume2011, Article ID 264289, 7pages. doi：10.1155/2011/264289.
11) Iwai N, et al.：Eur J Pediatr Surg, 17：115-118, 2007.
12) 中辻隆徳, 他：小児外科, 40 (2)：195-199, 2008.
13) Kanazawa A, et al.：Surg Today, 44：1506-1512, 2014. DOI 10.1007/s00595-013-0747-6.
14) Manabe N, et al.：Am J Physiol Gastrointest Liver Physiol, 298：G970-G975, 2010.
15) Shibata C, et al.：Surgery, 126 (5)：918-924, 1999.
16) Satoh K, et al.：Digestive Disease and Sciences, 46 (2)：250-256, 2001.
17) Fukuda H, et al.：J Surg Res, 131：290-295, 2006.
18) Tokita Y, et al.：J Pharmacol Sci, 104：303-310, 2007.
19) Satoh Y, et al.：J Trad Med, 27：115-121, 2010.

20) Nagano T, et al.：Peptide Science, 329-332, 1998.
21) Nagano T, et al.：Biological and Pharmaceutical Bulletin, 22 (10)：1131-1133, 1999.
22) Satoh K, et al.：Jpn J Pharamacol, 86：32-37, 2001.
23) 河野 透, 上園保仁：医学のあゆみ, 241 (2)：163-169, 2012.
24) Kono T, et al.：Surgery, 146 (5)：837-840, 2009.
25) Murata P, et al.：Life Science, 70：2061-2070, 2002.
26) Sato Y, et al.：Baiological & Pharmaceutical Bulletin, 27 (11)：1875-1877, 2004.
27) Kono T, et al.：J Surg Res, 150：78-84, 2008.
28) Kono T, et al.：Journal of Crohn's and Colitis, 4 (2)：161-170, 2010.
29) Kono T, et al.：J Gastoroenterol, 46：1187-1196, 2011.
30) 富永真琴：漢方医学, 37 (3)：164-175, 2013.
31) Yoshikawa K, et al.：Digestive Diseases and Sciences, 53：1824-1831, 2008.
32) Tokita Y, et al.：J Pharmacol Sci, 115：75-83, 2011.
33) Ogasawara T, et al.：Hepato-Gastroenterology, 55：574-577, 2008.
34) Kaiho T, et al.：Hepato-Gastroenterology, 52：161-165, 2005.

〔全般的に参考にした文献〕
1) 稲木一元：臨床医のための漢方薬概論. 南山堂, p.432-442, 2014.

各論 1　呼吸器疾患

1　呼吸器疾患　総論

呼吸器領域における漢方治療の適応と不適応

●漢方薬を第一選択としてもよい疾患
・急性上気道炎(かぜ症候群)
・急性(亜急性)気管支炎(軽症例)
・気管支喘息(軽症～中等症,体質改善を目的)

●西洋医学的治療との併用が効果的な疾患
・急性上気道炎,気管支炎で抗生物質などの投与を必要とするもの
・気管支喘息(ステロイド依存性,心身症型)
・慢性閉塞性肺疾患(慢性気管支炎,肺気腫などに症状改善が目的)
・副鼻腔気管支症候群
・気管支拡張症(症状改善が目的)
・慢性呼吸不全(日常労作可能な程度)
・肺炎,肺結核症などで通常の治療だけでは効果が不十分なもの

●不適応の疾患
・重症呼吸不全(低酸素血症を呈する例など)
・悪性腫瘍(手術適応例など)
・肺炎,肺結核などで化学療法剤で効果の期待できるもの

呼吸器領域の頻用漢方薬

漢方薬	応用	備考
葛根湯(かっこんとう)	急性上気道炎初期	項部こり,頭痛,〈胃腸丈夫〉
柴朴湯(さいぼくとう)	気管支喘息,気管支炎	呼吸困難感,心身症傾向
小柴胡湯(しょうさいことう)	気管支炎	亜急性期,体格中等度以上
小青竜湯(しょうせいりゅうとう)	気管支炎,気管支喘息	アレルギー性鼻炎併発多し
麻杏甘石湯(まきょうかんせきとう)	気管支炎,気管支喘息	粘稠痰,咳込み,喘鳴
麦門冬湯(ばくもんどうとう)	気管支炎	発作的咳込み,痰なし
清肺湯(せいはいとう)	気管支炎,気管支拡張症	多量の粘膿性痰

麦門冬湯は副作用がほとんどなく,即効性なので,初めて漢方薬を使う人によい.

使用上の注意

●麻黄

- 注 交感神経興奮様作用を有するエフェドリンを含有し，虚血性心疾患，不整脈，高血圧症のある患者や，高齢者では注意が必要．
- 注 鎮痛抗炎症作用を有するプソイドエフェドリンを含有し，胃腸障害などを起こしやすい．
- 注 不眠，興奮，動悸，頻脈，発汗過多，尿閉などにも注意．

> 麻黄は効果が明確であるが，副作用も多い．
> →p.21

【麻黄を含む漢方薬】

葛根湯	葛根湯加川芎辛夷	麻黄湯	小青竜湯
麻黄附子細辛湯	麻杏甘石湯	五虎湯	神秘湯
越婢加朮湯	麻杏薏甘湯	薏苡仁湯	防風通聖散
五積散	桂麻各半湯		

小柴胡湯とその類縁処方の副作用

- 注 小柴胡湯による薬剤性間質性肺炎の死亡例の報告がある．
  発熱，咳嗽，呼吸困難が起これば，ただちに中止して胸部X線撮影，血液ガス分析など必要な検査を行い，重症例では酸素吸入，ステロイド使用などの処置を行う．なお，慢性肝炎におけるインターフェロン製剤との併用は間質性肺炎の頻度を高めるので，禁忌である．
- 注 小柴胡湯には肝機能障害，膀胱炎症状の副作用報告もあり，要注意．
- 注 柴朴湯・柴苓湯・柴胡桂枝湯，柴胡桂枝乾姜湯など類縁処方でも，間質性肺炎，肝機能障害，膀胱炎様症状の報告があり，同様の注意が必要．

> 呼吸器領域では小柴胡湯などを用いる機会が多い．
> →p.20「5．漢方薬使用上の留意点」《重要》

呼吸器疾患における漢方薬の併用法

- ○**小柴胡湯**（または**柴朴湯**）と**麻杏甘石湯**（または**五虎湯**）⇒ 体質中等度の者の気管支炎，喘息性気管支炎で痰がからみ咳き込むときによい．
- ○**柴胡桂枝湯**と**小青竜湯** ⇒ 体質中等度の者の気管支炎，喘息性気管支炎で，喀痰が多くゼイゼイするときによい．多くはアレルギー性鼻炎を伴う．
- ○**柴胡桂枝乾姜湯**と**麻黄附子細辛湯** ⇒ やや虚弱者の気管支炎によい．
- ○**補中益気湯**と**麦門冬湯** ⇒ 虚弱者で咳嗽が遷延する例によい．多くは寝汗，疲労倦怠感を伴う．
- ○**補中益気湯**と**滋陰至宝湯** ⇒ 虚弱者の遷延性気管支炎によい．
- ○**清肺湯**と**小柴胡湯**（または**柴朴湯**）⇒ 遷延性気管支炎，慢性気管支炎で感冒に罹患しやすい者によい．

呼吸器疾患　総論

> **用語解説**
>
> ◎瞑　眩（めんげん）
>
> 　漢方薬の服用により一過性に異常な反応を呈した後，急速に原疾患が改善ないし治癒する現象が経験的に知られている．これを瞑眩と呼ぶ．瞑眩は，その起こり始めた時点では，副作用との区別ができない．瞑眩では，服用を継続すると数日以内に原疾患の急速な改善がみられる点で鑑別するほかない．
>
> 　瞑眩の症状は種々様々であるが，大別すると，原疾患自体が悪化したようにみえる場合と，それ以外の現象が起こる場合とに分けられる．
>
> 　前者に相当する筆者らの経験例としては，副鼻腔炎に葛根湯加川芎辛夷（かっこんとうかせんきゅうしんい）を投与した後に多量の膿性鼻汁が出て治癒した例，慢性下痢症に桂枝加芍薬湯（けいしかしゃくやくとう）を与えた翌日から数日間水様下痢が続いた後に全く普通便になった例などがある．いずれも，慢性疾患で，原疾患の急性化反応が起きた結果，治癒したとも理解できる．
>
> 　後者に相当する経験例としては，小児喘息に小柴胡湯合麻杏甘石湯（しょうさいことうごうまきょうかんせきとう）を投与して肛門出血を起こした後に治癒した例，てんかんに柴胡桂枝湯（さいこけいしとう）を投与して激しい下痢が起こった後にてんかん発作が消失した例，喘息に麻黄剤（まおう）を与えて子宮出血を起こして完全緩解した例などがある．この場合の解釈は難しい．体外に出血した例は凝固線溶系の変動，下痢の例は膜の透過性の変化などが考えられるが，憶測にすぎない．未解決の分野である．
>
> 　一般に，瞑眩は，やや慢性化した疾患で，服用開始後数日から1週間以内程度に起こるものであり，その期間は数日程度のようである．数週間以上も経過してから起こることもありうると思われるが，通常の治癒機転や副作用例などとの鑑別は難しくなる．
>
> 　瞑眩は，その病人の病態（証）に，その漢方処方が適合したときに生ずるらしい．その発生頻度は極めて低く，筆者らの経験では1％以下と思われる．なお，副作用との鑑別のため，その処方でどのような副作用が起こりうるかをよく知っている必要がある（p.20 参照）．
>
> 〔瞑眩という用語の由来〕
>
> 　瞑眩という言葉は，四書五経の一つで中国最古の歴史書である『書経（しょきょう）』（別名：『尚書（しょうしょ）』）商書・説命上に見られ，「若薬弗瞑眩厥疾弗瘳」（若（も）し薬，瞑眩せずんば，厥（そ）の疾（やまい）瘳（い）えず）とある．
>
> 　　　　　　　（『重訂版・十三経注疏』復刻版，北京・中華書局，1993）
>
> 〔参考文献〕
>
> 　　松田邦夫：“瞑眩の臨床経験”．日本東洋医学会雑誌，1974, 24（3）：p.25-28．

瞑眩は極めてまれ．瞑眩と思っても副作用と見なして対処するほうが安全．

② 急性上気道炎・インフルエンザ

急性上気道炎と陰陽

- 急性上気道炎のような急性症では，陰陽の考え方が重要である．

●陽証とは

- 陽証とは，元来健康な人に多い病態である．
- 元気のよい乳幼児がかぜをひくと，真っ赤な顔をして高熱を出し，頻脈で脈の力が強い．これが陽のかぜである．
- 陽証の急性上気道炎には麻黄湯，葛根湯，桂枝湯などを用いて発汗，解熱をはかる．

> 元来健康な若年者はほとんど陽証．

●陰証とは

- 顔色の悪いやせた老人がかぜをひき，熱は出ないが青白い顔をして鼻水が出て悪寒が強いという病態が，陰の状態のかぜである．
- 陰証の急性上気道炎には，麻黄附子細辛湯，真武湯などを用いる．

> 高齢者，やせた若い女性には陰証が多い．

●陰陽と脈

- 橈骨動脈拍動が大きく強いものが浮，小さく触れにくいものが沈．
- 急性上気道炎で，発熱，悪寒，頭痛などとともに脈が浮であれば，陽証と見なす．
- 急性上気道炎でも，悪寒が強く脈が沈で徐脈があれば陰証と見なす．

急性上気道炎と虚実

- 急性上気道炎の治療においては虚実が問題となる．
- これは，生薬・麻黄を含む漢方薬を使用する機会が多いためである．
- ㊟麻黄を含む処方(麻黄剤)は葛根湯や麻黄湯のように即効性がある反面，胃腸の虚弱な患者(虚証)に用いると，しばしば胃腸障害を起こし，まれに重篤な副作用も起こりうる(p.21 参照)．

> 胃下垂の患者に葛根湯は無理．

かぜ症候群の最も典型的な経時的変化と処方

急性上気道炎 …………→………… 気管支炎
葛根湯 …………………→………… 小柴胡湯

1　呼吸器疾患

急性上気道炎の頻用漢方薬

```
         強 ←――――― 発熱傾向 ―――――→ 弱
丈夫 ↑
      ┌────────────────┐
      │  麻黄湯(まおうとう)        │
      │  インフルエンザ           │
      │  高熱・身体痛            │
      └────────────────┘
      ┌──────────────────────┐
      │    葛根湯(かっこんとう)              │
      │    発熱・頭痛・項背部こり              │
      │                    ┌──────────┐
      │                    │麻黄附子細辛湯│
      │                    │(まおうぶしさいしんとう)│
胃腸  │                    │強い悪寒    │
      └──────────────────────┘
              ┌──────────┐
              │ 桂枝湯(けいしとう) │ 小青竜湯(しょうせいりゅうとう)
              │ 微熱・発汗  │ 鼻水・くしゃみ
              └──────────┘
                   ┌──────┐  ┌──────┐
                   │香蘇散 │  │真武湯 │
                   │(こうそさん)│  │(しんぶとう)│
                   │頭重  │  │倦怠感 │
虚弱 ↓             └──────┘  └──────┘
```

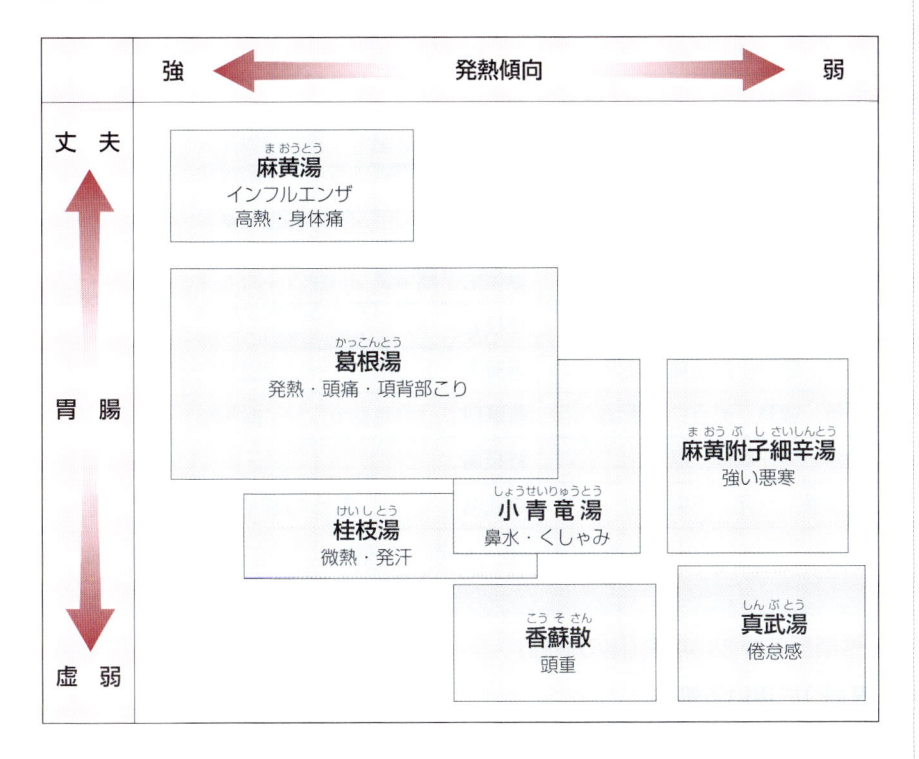

急性上気道炎の頻用漢方薬

	〈胃腸丈夫〉	〈胃腸虚弱〉
発 熱	麻黄湯 葛根湯	桂枝湯
冷 え	小青竜湯 麻黄附子細辛湯	真武湯

Q&A 麻黄湯の予防的投与は？

Q：麻黄湯を抗ウイルス薬の代わりに予防的に飲ませてもよいか？

A：麻黄湯はインフルエンザに予防的に使っても効かない．麻黄湯はインフルエンザ初期の特定の症候群に用いた場合にのみ有効性が期待できる．原典の『傷寒論』には，「太陽病，頭痛，発熱，身疼み，腰痛み，骨節疼痛，悪風，汗なくして喘するは，麻黄湯，之を主る」(太陽病中篇)とある．すなわち，麻黄湯は，インフルエンザなどの強毒性感染症初期に，発熱，身体痛(筋肉痛，腰痛，関節痛など)，悪風(風にあたると悪寒がすること)，無汗，喘鳴のある状態に使うと規定されていたことが分かる．

漢方薬	主たる使用目標
麻黄附子細辛湯	・発病初期，悪寒，頭痛，咽頭痛，鼻水などがあれば用いる ・発熱はほとんどなく悪寒が強い ・強い悪寒を感じ，保温や暖房でも悪寒がとれない ・顔色蒼白な例が多い ・日数が経過して，なお鼻水，咳嗽，喀痰（水様痰）の持続する例には桂枝湯を併用する ＊感冒後に鼻炎，副鼻腔炎などが残り，葛根湯加川芎辛夷が無効な場合，麻黄附子細辛湯と桂枝湯を併用する
真武湯	・悪寒が強く，青白い顔で，全身倦怠感のため臥床していたがり，手足が冷たく，しばしば水様下痢を伴う例に用いる ＊栄養状態の悪い慢性下痢症にも頻用される．新陳代謝が低下した例に広く用いる

持続する寒け，顔色不良→麻黄附子細辛湯．

長びいたとき→桂枝湯を併用．

一口メモ　急性上気道炎の漢方的治療と発汗

　漢方の考え方では，感冒治療に際しては，身体を冷やしてはいけないとされている．古典には，葛根湯・麻黄湯・桂枝湯などを服用した後は身体を保温する必要があるとの記載がある．実際，適切な漢方薬を服用後，安静臥床して保温し，身体を軽く温めると，発汗を伴って速やかに治癒する．温める方法としては，漢方エキス製剤は熱湯に溶かして熱いうちに服用すること，生姜汁を加えること，服用後に熱いうどんや粥などを食べさせること，布団の中に寝ていることなどが推奨されている．反対に，冷水で顆粒状のまま服用すること，オブラートに包んで服用すること，服用後に冷たい飲食物を摂取すること，薄着をしたり冷房のきいた部屋にいたりして身体を冷やすこと，安静臥床しないばかりか，深夜まで夜更かしして過労に陥ることなどは避けなければならない．なお，発汗は"微似汗"がよいとされる．"微似汗"とは，わずかずつ自然に発汗することであり，流れるような汗はいけないとされる．電気毛布，ストーブ，熱い湯への入浴などで，外部から無理に強く加熱して発汗させては効果がない．身体内部からの熱を逃がさないようにして自然の発汗をまつ必要があり，そうしなければ，かえって病気は悪化する可能性がある．

　こうしたことの理由はよくわからない．発汗それ自体が目的ではなく，経験的に発汗すると臨床症状が軽減ないし消失するという事実があるので，この方法がとられるのである．すべての場合に当てはまることではないであろうが，感冒の治療では特に重視されていることである．

3 気管支炎

安全性を確保するために知っておくべき基本的知識

●麻黄

- 気道疾患では，麻黄を含む漢方薬(麻黄剤)を使うことが多い．
- 気道疾患に用いる麻黄剤は，麻杏甘石湯，五虎湯，小青竜湯，麻黄附子細辛湯，神秘湯などである．
- 麻黄は，気管支拡張作用や交感神経刺激作用をもつエフェドリン，非ステロイド系抗炎症剤様作用をもつプソイドエフェドリンを含む．
- 注 麻黄剤は，〈胃腸虚弱〉者(虚証)では胃腸障害を起こしやすい．
- 注 麻黄剤は，狭心症発作誘発，腎不全増悪，排尿障害をきたす例があり，心疾患，腎不全，前立腺肥大症，高齢者には慎重投与が必要である．
- 注 麻黄は気管支拡張剤と相加作用があり，注意が必要である．

> 麻黄剤は高齢者，虚弱者には要注意．

●柴胡剤

- 気道疾患では，柴胡を含む漢方薬(柴胡剤)を使うことが多い．
- 気道疾患に用いる柴胡剤は，小柴胡湯，小柴胡湯加桔梗石膏，柴朴湯，柴陥湯，柴胡桂枝湯，柴胡桂枝乾姜湯などである．
- 注 小柴胡湯，柴朴湯，柴苓湯，柴胡桂枝湯，柴胡桂枝乾姜湯，清肺湯には，薬剤性肝障害，間質性肺炎，膀胱炎症状などの副作用報告がある．
- 注 とくに小柴胡湯類の副作用として間質性肺炎を忘れてはならない．

> 柴胡剤などによる間質性肺炎に注意．
> →p.20「5．漢方薬使用上の留意点」《重要》

◆治療効果を上げるために知っておきたいこと

●陰陽・虚実概念の尊重

- 陰陽・虚実概念の尊重は治療効果を高める(p.40「急性上気道炎・インフルエンザ」の項参照)．

●年齢によって使う漢方薬が違う

- 若年者には麻杏甘石湯，五虎湯，小青竜湯，小柴胡湯の使用が多い．
- 高齢者には麻黄附子細辛湯，滋陰降火湯，柴胡桂枝乾姜湯を使用．
- 高齢者には，虚弱者(虚証)，新陳代謝低下(陰証)への処方を用いることが多い．細胞内脱水傾向には滋潤作用のある漢方薬を使用．

●漢方薬もときに即効性を示す

- 多くの漢方薬は効果発現に日数を要するが，鎮咳作用については即効性の期待できる場合がある．麻杏甘石湯，麦門冬湯などである．

漢方治療の実際

◆急性気管支炎で発熱する例

●体質中等度以上の患者

小柴胡湯 (しょうさいことう)	・体質中等度の者に頻用（柴胡剤の代表） ・弛張熱，咳，痰，胸部不快感，胸痛などが目標 ・食欲不振，口苦，口乾，舌白苔を認める例が多い ・季肋部不快感（胸脇苦満：下記参照）が重要 ・中耳炎，扁桃炎，頚部リンパ節炎など併発にも使用 ・咳嗽と粘稠な痰が多い例には麻杏甘石湯を併用 ・炎症症状の強いときには小柴胡湯加桔梗石膏を使用
柴朴湯 (さいぼくとう)	・発熱，咳嗽，喀痰に呼吸困難感がある例に使用 ・小柴胡湯適応例と類似 ・心身症傾向のある気管支炎，気管支喘息に用いる
柴陥湯 (さいかんとう)	・気管支炎で咳をすると胸が痛む患者に用いる ・咳をしないときに胸が痛むという例にも用いる ・小柴胡湯適応例と類似
柴胡桂枝湯 (さいこけいしとう)	・上気道炎，気管支炎で，頭痛，悪寒，発汗する患者 ・嘔気，腹痛，食欲不振などを伴う患者によい ・小柴胡湯適応例に似るが消化器症状を伴う例
竹筎温胆湯 (ちくじょうんたんとう)	・微熱があり，粘稠な痰で咳込む例に用いる ・不眠傾向，夜間の咳込みを伴うことが多い

●体質虚弱で胃下垂傾向の著しい患者（著しい虚証）・高齢者

柴胡桂枝乾姜湯 (さいこけいしかんきょうとう)	・咳痰，微熱，寝汗，動悸，息切れ（ときに呼吸困難），全身倦怠を訴える患者に使用 ・顔色不良，やせ型，口乾，手足冷，軟便あり ・腹部軟弱，腹壁薄く，腹部大動脈拍動触知
参蘇飲 (じんそいん)	・発熱は軽微で，咳も軽く力のない患者が多い ・抑うつ傾向がある ・腹部軟弱で心下振水音を認める
補中益気湯 (ほちゅうえっきとう)	・虚弱で疲れやすい患者に頻用する ・微熱，寝汗，食後嗜眠を伴うことが多い

柴胡剤：柴胡を含む漢方薬．気管支炎など呼吸器疾患に頻用．

胸脇苦満：肋骨弓付近の不快な圧迫感，左右上腹部の腹筋緊張を認めること．
→ p.13

小柴胡湯，柴朴湯，柴胡桂枝乾姜湯，清肺湯などによる間質性肺炎に注意．

→ p.20「5. 漢方薬使用上の留意点」

◆気管支炎の急性期解熱後および亜急性期無熱例

●喀痰の多い場合

①粘膿性または粘稠度の高い痰のとき

麻杏甘石湯 （まきょうかんせきとう）	・粘稠な痰，力の入る咳，喘鳴，呼吸困難が目標 ・原則として胃腸が丈夫な患者に用いる ・小児喘息の咳込み発作時に頓服として用いる ・気管支炎急性期には小柴胡湯と併用する例が多い
清肺湯 （せいはいとう）	・粘膿性痰を多量に喀出する患者に用いる ・清肺湯のみで効果不十分なときには小柴胡湯と併用
竹筎温胆湯 （ちくじょうんたんとう）	・粘稠な痰，夜間の咳込み，不眠がちの患者に用いる
参蘇飲 （じんそいん）	・〈胃腸虚弱〉で，咳嗽，喀痰が長びく患者に用いる ・麻黄剤や柴胡剤で胃腸障害を起こす患者が適応

> 痰のからむ咳に麻杏甘石湯．

②粘稠度の低い痰が多量に出るとき

小青竜湯 （しょうせいりゅうとう）	・水様泡沫状喀痰，咳込み，喘鳴のある患者 ・足冷，冷えると鼻水，くしゃみ，喀痰が出る患者 ・アレルギー性鼻炎，花粉症を併発する患者に使用 ・浮腫傾向（朝の眼瞼浮腫や手指浮腫，歯痕舌など） ・体質虚弱，顔色蒼白傾向あり
麻黄附子細辛湯 （まおうぶしさいしんとう）	・水様鼻汁，水様喀痰，咳嗽があり，ときに喘鳴，呼吸困難を伴う患者に用いる ・冷え強く，身体の芯から寒けを覚え，顔色蒼白 ・桂枝湯を併用するとより効果的な例がある
苓甘姜味辛夏仁湯 （りょうかんきょうみしんげにんとう）	・水様喀痰，喘鳴，咳嗽，ときに呼吸困難のある患者 ・〈胃腸虚弱〉なやせ型で冷え症の患者に用いる ・高齢者の気管支炎，気管支喘息，肺気腫に使用

> 水溶性喀痰が多く，鼻水，くしゃみがあれば小青竜湯．

> 長びく寒けがあれば麻黄附子細辛湯と桂枝湯を併用．

●喀痰の少ない場合（気道乾燥感，むせるような咳込み）

麦門冬湯 （ばくもんどうとう）	・連続的発作時に咳込み，最後は吐きそうになる ・痰ほとんどなく，気道過敏性の高い状態に使用 ・即効性で持続は短い．気道分泌の多い例は不適
滋陰降火湯 （じいんこうかとう）	・喀痰が出ない乾燥性の間欠的咳込みに用いる ・夜間悪化傾向あり，高齢者に頻用 ・身体乾燥傾向あり，皮膚粘膜に潤いがない ・下痢する患者には用いない
その他	・竹筎温胆湯，柴朴湯，麻杏甘石湯も用いることあり

> むせるような乾咳には麦門冬湯．

◆その他

① 呼吸困難感，気道狭窄音などを伴うとき

・気管支喘息に準じて治療を行う．
・麻杏甘石湯を頓服として用い，非発作時には小柴胡湯と麻杏甘石湯を併用する例が多い．
・柴朴湯，神秘湯，半夏厚朴湯なども用いる．

② 神経症傾向の強いとき

・気管支炎で，不眠，抑うつ気分，空気飢餓感，呼吸困難感などを伴う者，および心因性咳嗽(夜間就寝中の咳込みがない)には，心身症，神経症に用いる処方を用いる．

●半夏厚朴湯

・咽喉異物感，咽喉頭異常感，ヒステリー球に用いる．
・胸部の心身医学的な訴え全般に用いることもある．
・不安神経症傾向を認める．

●柴朴湯

・咽喉頭異常感，呼吸困難感を伴う咳嗽で，経過が長い例に用いる．
・気管支炎で，呼吸困難感の強い例にも用いる．

●その他

・神秘湯，参蘇飲を用いる例もある．

◆気管支炎の回復期

●補中益気湯

・咳嗽，喀痰が軽快した後，微熱，疲労倦怠感が残るときに用いる．
・虚弱体質で易疲労を訴えるものが適応．
・昼も夜も眠い，いくらでも眠れる，横になっていたほうが楽だ，食事の後にだるくて眠くて仕様がないという患者が多い(嗜眠傾向)．
・手足が重くだるい，気力がない，食欲不振，寝汗，微熱，動悸を伴う．
・腹部は軟弱である．

●その他

・十全大補湯，人参養栄湯など("補剤")も用いる．
・体力低下がはなはだしい例(陰証，虚証)には真武湯の有用なことがある．

> 補中益気湯(別名・医王湯)は虚弱者の体力回復に用いる．
> 慢性肝炎，肝硬変代償期，大病後，術後，虚弱体質など，慢性疾患に広く用いる．

◆慢性気管支炎

清肺湯	・粘稠な喀痰を多量に排出し，痰を出そうと咳込む患者に用いる ・呼吸困難を伴う例もある ・上気道感染を繰り返す患者には小柴胡湯を併用する
人参養栄湯	・体力低下して，栄養状態の悪化した患者に用いる
その他	・滋陰至宝湯，柴胡桂枝乾姜湯を用いることもある

> 副作用：間質性肺炎
> → p.20

◆西洋医薬との使い分け・併用

・細菌感染を伴う場合には，感受性のある抗生物質を優先する．
・抗生物質の副作用（消化器症状など）が現れた患者，既往歴から副作用が現れやすいと推定される患者では漢方薬を優先して用いてもよい．
注 麻黄を含む漢方薬（前述）は気管支拡張作用，抗炎症作用を有するので，西洋医薬の気管支拡張剤などとの併用で相加相乗作用を示すことがあり，用量に注意が必要である．

西洋医薬・漢方医薬使い分けの基本

	急性期	亜急性期	慢性期
丈夫	西洋医薬		併用
ふつう	併用		漢方薬
虚弱			

4 気管支喘息

漢方治療のポイント！

1. 気管支喘息は漢方でも難治だが，西洋医薬にない有用性がある．
2. 漢方治療は，発作の頻度減少と強度減弱とを目的に用いる．
3. 基礎的治療には柴朴湯，小柴胡湯が頻用される．
4. アレルギー素因の強い者には小青竜湯が頻用される．
5. 感染型で咳発作のある者には麻杏甘石湯が頻用される．
6. 〈胃腸虚弱〉者では補中益気湯などを用いて栄養状態改善をはかる．
7. 高齢者では麻黄剤（小青竜湯，麻杏甘石湯など）の副作用に留意する必要がある．
8. 咳・喘息には麦門冬湯を用いる．

漢方治療の適応と不適応

・漢方薬は，気管支喘息の基礎的治療として用いる．
・継続服用により，発作の頻度減少と強度減弱を主目的とする．

気管支喘息の漢方治療は主として軽症が対象．
長期的ステロイドの離脱などに有用．

- 感冒易感染性改善，一般的栄養状態改善などを期待できる．
- 軽症〜中等度発作時の治療にも有効である．
- 中等度以上の発作には西洋医薬を優先する．

漢方治療の考え方

- 発作を鎮める対症療法と，基礎的治療（体質改善的療法）とがあり，実際には両者を併用することが多い．

●基礎的治療

- 柴朴湯，小柴胡湯，柴胡桂枝湯，柴胡桂枝乾姜湯を頻用する．
- 虚弱者には，補中益気湯，苓甘姜味辛夏仁湯などを用いる．
- 慢性気管支炎合併例では清肺湯などを併用する．

●発作時の治療

- 〈胃腸丈夫〉な患者には，麻杏甘石湯，小青竜湯，神秘湯，麻黄附子細辛湯などの麻黄剤を用いる．
- 〈胃腸虚弱〉者には，甘草乾姜湯，茯苓四逆湯など（いずれもエキス製剤なし）を用いるが，重症例では西洋医学的治療が必要．

実際には，麻黄剤と柴胡剤の併用の形で連用することが多い．

気管支喘息の頻用漢方薬

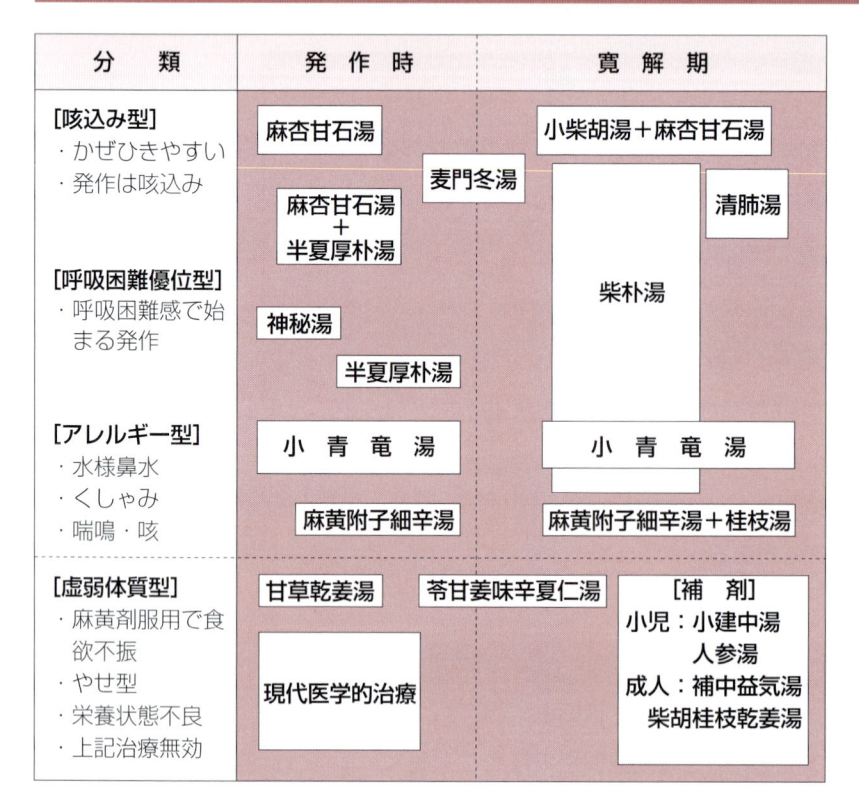

分類	発作時	寛解期	
[咳込み型] ・かぜひきやすい ・発作は咳込み	麻杏甘石湯 麻杏甘石湯 ＋ 半夏厚朴湯	小柴胡湯＋麻杏甘石湯 麦門冬湯 柴朴湯	清肺湯
[呼吸困難優位型] ・呼吸困難感で始まる発作	神秘湯 半夏厚朴湯		
[アレルギー型] ・水様鼻水 ・くしゃみ ・喘鳴・咳	小青竜湯 麻黄附子細辛湯	小青竜湯 麻黄附子細辛湯＋桂枝湯	
[虚弱体質型] ・麻黄剤服用で食欲不振 ・やせ型 ・栄養状態不良 ・上記治療無効	甘草乾姜湯 現代医学的治療	苓甘姜味辛夏仁湯 [補剤] 小児：小建中湯 　　　人参湯 成人：補中益気湯 　　　柴胡桂枝乾姜湯	

麻黄剤は即効性で，20〜40分で効果の発現する例が多い．

漢方薬使用上の注意

◆麻黄を含む漢方薬について

- 麻杏甘石湯, 五虎湯, 小青竜湯, 麻黄附子細辛湯, 神秘湯など, 気管支喘息の主として発作時に用いる漢方薬には生薬・麻黄を含む処方が多い.
- 麻黄は, 気管支拡張作用や交感神経刺激作用をもつエフェドリン, 非ステロイド系抗炎症剤様作用をもつプソイドエフェドリンを含む.
- 麻黄剤は薬理効果が強く, 漢方薬の中では副作用が起こりやすい.
- 気管支喘息では麻黄剤を長期使用することが多く, 特に注意が必要.

> 麻黄剤の副作用は投与開始後, 数日以内に現れることが多い.

●麻黄を含む漢方薬で起こりうる副作用

- 比較的頻度が高いもの

    胃痛, 腹痛, 悪心, 嘔吐, 食欲不振, 下痢, 不眠, 動悸, 興奮, 発汗, 排尿障害(尿閉, 排尿困難, 尿失禁)など

- 比較的まれであるが注意を要するもの

    狭心症発作誘発, 腎不全増悪

> 麻黄剤による胃腸障害は, 胃下垂の患者に頻発する.

●麻黄を含む漢方薬を慎重に投与すべきもの

- 以下の基礎疾患を有する患者

    虚血性心疾患, 腎不全, 胃十二指腸潰瘍, 前立腺肥大症

- 高齢者,〈胃腸虚弱〉者
- 妊娠中の婦人
- 気管支拡張剤を服用している患者

◆柴胡剤について

- 気道疾患では, 柴胡を含む漢方薬(柴胡剤)を使うことが多い.
- 気道疾患に用いる柴胡剤は, 小柴胡湯, 小柴胡湯加桔梗石膏, 柴朴湯, 柴陥湯, 柴胡桂枝湯, 柴胡桂枝乾姜湯などである.
- ㊟小柴胡湯, 柴朴湯, 柴苓湯, 柴胡桂枝湯, 柴胡桂枝乾姜湯, 大柴胡湯などには, 薬剤性肝障害, 間質性肺炎, 膀胱炎症状(アレルギー性?)などの副作用報告がある.

→ p.20

西洋医薬との使い分け・併用

- 麻黄を含む漢方製剤とβ刺激性薬剤とは相互増強作用がある．服用後に発汗，動悸，手のふるえを訴えれば減量する．
- 気道感染を併発した例に抗生物質だけでなく，漢方薬を併用すると回復促進が期待できる．
- ステロイド吸入剤との併用では，現在，特に問題は報告されていない．

> 柴朴湯などの漢方薬により，ステロイド吸入量を漸減できる可能性がある．

頻用漢方薬とその使用目標

1．比較的〈胃腸丈夫〉な患者

発作のタイプにより便宜的に下記のように分類して薬を選択する．

●アレルギー型（鼻水，くしゃみ型）	
小青竜湯（しょうせいりゅうとう）	・水様鼻汁を流し，くしゃみを盛んにしているうちに，しだいに呼吸が苦しくなる者に有効な場合が多い ・発作時，泡の多い水様の痰を多量に喀出する患者 ・腹部軟弱ないしやや緊張，ときに心窩部拍水音 ・胃下垂顕著な例は胃腸障害を起こすことがある
麻黄附子細辛湯（まおうぶしさいしんとう）	・喘鳴と粘稠度の低い喀痰分泌が多い患者に用いる ・冷えが強く，背すじがぞくぞくすると訴える者，元来から冷え症で，顔の青白い患者に使用する ・症状は小青竜湯の目標と類似するが，冷えが強い ・桂枝湯を併用してよい例もある

> アレルギー型：アレルギー性鼻炎を伴い，喘鳴，粘稠度の低い痰が多いタイプ．
>
> 小青竜湯にはⅠ型アレルギーに対する拮抗作用が証明されている．抗アレルギー剤，抗ヒスタミン剤などに併用して有用である．

●咳込み型	
麦門冬湯（ばくもんどうとう）	・咳込みを主とする喘息に用いる．むせるように咳込み，咳が止まらず，顔が真っ赤になるなどの者によい ・喀痰や喘鳴は，ほとんどない ・〈胃腸虚弱〉者にも用いられる
麻杏甘石湯（まきょうかんせきとう）（または五虎湯（ごことう））	・粘稠な切れにくい痰で咳込み，喘鳴，呼吸困難のあるときに用いる ・元来，〈胃腸丈夫〉で栄養状態のよい患者が適応 ・小児喘息，喘息性気管支炎にも頻用する
小柴胡湯（しょうさいことう）＋麻杏甘石湯	・せき・喘息に用いる ・軽い咳から始まり，連続的に咳込んでいるうちに呼吸困難が強まってくる例に有効例が多い ・痰は少ないが，粘稠で切れにくい ・感冒にかかりやすく，発作の誘因になる

> 咳込み型：咳嗽発作，喘鳴，粘痰，呼吸困難を主とするタイプ．

●呼吸困難優位型	
柴朴湯（さいぼくとう）	・呼吸困難と喘鳴から始まる発作のある患者に用いる ・咳，痰は比較的少ない ・咽喉部の不快感と狭窄感を訴えるが，器質的異常を認めない患者（咽喉頭異常感症）に用いる
神秘湯（しんぴとう）	・呼吸困難，喘鳴強く，気道狭窄音顕著な例に使用 ・発作時に頓服としても使用できる

> 呼吸困難優位型：呼吸困難感を主訴とし，ストレス性に悪化傾向があるタイプ．
>
> 柴朴湯はステロイド減量，離脱促進に有用．副作用→ p.20

2. 虚弱体質者
◆治療の考え方

- 胃下垂，胃アトニー傾向の著しい体質虚弱者（虚証）では，麻黄剤が無効であるばかりか，嘔気，不眠，動悸などが起こり，かえって喘息が悪化することもある．また小柴胡湯，柴朴湯などでも胃が悪くなったり，下痢したりすることがある．
- 虚弱体質者の体質改善（＝発作頻度減少，発作強度減弱，感冒易感染性改善など）には柴胡桂枝乾姜湯を用いることが多い．
- 柴胡桂枝乾姜湯でも胃腸障害を起こす虚弱者には，胃腸の働きを高めて栄養状態の改善をはかる"補剤"を用い，体質改善を試みる．
- 柴胡桂枝乾姜湯や"補剤"は発作を抑える力が弱いので，発作時には西洋医薬を使用する必要がある．
- この群の喘息は特に難治の例が多く，効果を判定するには数か月から1年以上の経過を観察する必要がある．

●虚弱体質型	
柴胡桂枝乾姜湯	・やせ型で顔色不良の虚弱体質者に用いる ・呼吸困難感，動悸，疲労倦怠，手足冷え ・神経症傾向，不眠傾向 ・腹部軟弱，腹部大動脈拍動触知
苓甘姜味辛夏仁湯	・喘鳴，呼吸困難，水様喀痰が目標 ・やせ型で血色悪く，冷え症の患者が適応 ・アレルギー型喘息で〈胃腸虚弱〉 ・高齢者に使用する機会が多い
補中益気湯	・感冒易感染性改善，栄養状態改善が目的 ・〈胃腸虚弱〉で疲労倦怠感の強い患者が適応 ・咳こむ例では，麦門冬湯を併用すると良い．
小建中湯	・虚弱児の小児喘息に用いる ・成人では〈胃腸虚弱〉でやせた患者が適応 ・感冒易感染性改善，栄養状態改善が目的 ・やせ型，血色不良，冷え症，易疲労が目標 ・腹部疝痛を繰り返す体質素因のある患者
人参湯	・極度に〈胃腸虚弱〉な者の栄養状態改善に使用 ・やせ型，血色不良，冷え症，胃下垂顕著，軟便下痢傾向，食欲不振などが目標

やせて顔色の悪い成人には柴胡桂枝乾姜湯．
→ p.20

腹痛を伴うやせ型の子供には小建中湯．

3. 慢性気管支炎を併発している患者

◆治療の考え方

- 慢性気管支炎に用いる漢方薬をまず用いてみる．
- 清肺湯(せいはいとう)が第一選択である．
- 感冒により悪化する例には，小柴胡湯，柴朴湯，麻杏甘石湯などを清肺湯に併用してよい場合がある．
- 〈胃腸虚弱〉者には，直接的な症状改善には西洋医薬を主として用い，胃腸を丈夫にするような漢方薬(人参湯(にんじんとう)，六君子湯(りっくんしとう)など)あるいは"補剤"(補中益気湯(ほちゅうえっきとう)など)を用いて全身状態改善をはかる．

●慢性気管支炎併発型	
清肺湯(せいはいとう)	・体質・体格は中等度． ・多量の粘膿性痰．痰が出るまで咳込む． ・嗄声，咽喉痛を伴うことが多い． ・感冒に罹患しやすい例では小柴胡湯と併用．
滋陰至宝湯(じいんしほうとう)	・慢性気管支炎で，やや虚弱な者に用いる．

→ p.20

4. その他

以上が無効な場合，以下の漢方薬を試みると有効な例がある．

●麦門冬湯(ばくもんどうとう)

- 激しい咳込みが発作性に頻発して顔面紅潮する場合．
- 粘稠な痰をごく少量喀出する．
- 咽喉乾燥感，違和感を伴う．

●麻黄湯(まおうとう)

- 喘鳴，咳嗽を伴う小児喘息の発作時に用いる．
- 〈胃腸虚弱〉者，高齢者，やせた患者には向かない．

●八味地黄丸(はちみじおうがん)

- 高齢者の気管支喘息で，腰痛，排尿異常を伴う患者に用いる．
- 〈胃腸虚弱〉者には用いない．

2 循環器疾患

① 循環器疾患　総論

循環器領域における漢方治療の適応と不適応

●漢方薬を第一選択としてもよい疾患
・心因性要素の強い軽症動揺性高血圧症
・低血圧症（起立性低血圧症を含む）
・特別な原因のない動悸・胸痛
・器質的原因のない末梢循環障害（冷え症）

●西洋医学的治療との併用が効果的な疾患
・本態性高血圧症（上記以外）
・不整脈（緊急度の低いもの）
・間欠性跛行，Raynaud症状，静脈瘤など

●不適応の疾患
・重症で緊急度の高い例（心不全，重篤な不整脈など）
・虚血性心疾患

> 循環器領域では基本的に西洋医学的治療を優先する．
> 西洋医学的治療で自覚症状の改善しない例には漢方治療を考えるとよい．

循環器領域の頻用漢方薬

漢方薬	応用	しばしばみる随伴症状
柴胡加竜骨牡蛎湯（さいこかりゅうこつぼれいとう）	軽症動揺性高血圧症	動悸，神経症
八味地黄丸（はちみじおうがん）	高齢者の高血圧症	腰痛，転びやすい
黄連解毒湯（おうれんげどくとう）	高血圧症，脳循環障害	のぼせ
釣藤散（ちょうとうさん）	高血圧症	頭痛，頭重
半夏白朮天麻湯（はんげびゃくじゅつてんまとう）	起立性低血圧症	眩暈，頭痛，虚弱者

使用上の注意

注）麻黄（まおう）は交感神経興奮様作用を有するエフェドリンを含有し，虚血性心疾患，不整脈，高血圧症の患者，高齢者では要注意．

注）胃腸障害，尿閉，不眠，興奮，動悸，頻脈，発汗過多などにも注意．

【麻黄を含む漢方薬】			
葛根湯	葛根湯加川芎辛夷	麻黄湯	小青竜湯
麻黄附子細辛湯	麻杏甘石湯	五虎湯	神秘湯
越婢加朮湯	麻杏薏甘湯	薏苡仁湯	防風通聖散
五積散	桂芍知母湯	桂麻各半湯	

2 高血圧症

漢方治療のポイント!

1. 非薬物療法(食塩制限,体重減量,アルコール制限,運動,ストレス解消など)から始め,降圧が不十分な患者に薬物療法を行うのが定石(厚生省・日本医師会編「高血圧診療のてびき」)であるが,漢方薬は患者の生活の質(QOL)の改善に有用な場合がある.
2. 漢方薬自体の降圧作用は乏しく,自覚症状改善に用いる.
3. 漢方治療の適応は軽症例である.
4. 大柴胡湯,柴胡加竜骨牡蛎湯,黄連解毒湯,八味地黄丸,釣藤散が頻用される.

> 降圧のみを考えるならば西洋医学的治療を優先する.

> 漢方薬は随伴症状の軽減に有用なので,降圧剤に併用する意義がある.

本態性高血圧症における漢方治療の適応

- いわゆる軽症高血圧(臓器病変がなく拡張期血圧 90〜104 mmHg)
- 高齢者高血圧の軽症例
- すでに降圧剤を使用しているが,なお若干の降圧が必要な患者
- 降圧剤で血圧はコントロールされたが,何らかの愁訴が残る患者
- 軽症高血圧症で心因性の血圧変動が大きい患者

漢方治療の考え方

- 高血圧症は栄養状態がよく活動的な患者に多くみられるが,これには大柴胡湯,柴胡加竜骨牡蛎湯,黄連解毒湯などを用いることが多い.便秘が強ければ,三黄瀉心湯,大承気湯,防風通聖散,桃核承気湯なども候補となる.
- 顔色が赤く,のぼせの強い患者には,黄連解毒湯,三黄瀉心湯,桃核承気湯などを用いることが多い.

- 高齢者には，八味地黄丸を使用する頻度が高い．釣藤散，七物降下湯などを用いる．
- 心身症傾向のある患者，神経症的な患者には，柴胡加竜骨牡蛎湯，柴胡桂枝乾姜湯，加味逍遙散，抑肝散，黄連解毒湯，三黄瀉心湯，温清飲などの中から選用する．心身の安定に伴い，血圧も安定することが少なくない．
- 脳血管障害後遺症のあるときには，〈胃腸丈夫〉な例（実証）では黄連解毒湯，〈胃腸虚弱〉者（虚証）では釣藤散などを用いることが多い．
- 軽症腎機能障害のあるときには，八味地黄丸，七物降下湯などを用いるとされるが，慎重に投与しなければならない．
- 狭心症，心不全などに用いるとされる漢方薬もあるが，その効果は不確実かつ微弱と思われるので，西洋医学的治療を優先する．

高血圧症と随伴症状の頻用漢方薬

◆肥満傾向のある患者

漢方薬	主要目標	随伴症状
大柴胡湯	壮年期 体格強壮	・固太り，肩こり，猪首，暑がり ・上腹部緊張（強い胸脇苦満） ・便秘傾向．服用後下痢すれば中止 ・脂肪肝，胆石症の合併が多い
柴胡加竜骨牡蛎湯	体格強壮 心身症傾向 動揺性高血圧	・上腹部緊張（強い胸脇苦満） ・神経症的で愁訴が多い ・不安，動悸，不眠，抑うつ
黄連解毒湯 三黄瀉心湯	赤い顔 興奮しやすい	・顔が赤くほてるという患者 ・不眠傾向，焦燥感 ・便秘あれば三黄瀉心湯 ・便秘がなければ黄連解毒湯

大柴胡湯の副作用：
間質性肺炎
→p.20

● その他
- 防風通聖散：太鼓腹で固太り，便秘傾向の患者に用いる．胸脇苦満はなく，腹部は臍を中心に膨満している．
- 桃核承気湯：肥満して便秘傾向のある患者（主に女性）で，のぼせ，頭痛，不眠などがある例に使用．左下腹部に圧痛を認めることがある．
- 大承気湯：肥満，便秘，腹部膨満のある患者に用いる．肩こり，ときに抑うつ気分を伴う．

◆体格中等度～やせ型の患者

漢方薬	主要目標	随伴症状
八味地黄丸	初老期以後 下半身の老化 〈胃腸丈夫〉	・腰痛，足腰が弱く転びやすい ・夜間頻尿，排尿異常 ・性機能低下 ・腎機能軽度低下傾向 ・下肢浮腫傾向
釣藤散	中高年齢層 朝の頭痛・頭重 脳循環障害	・体質やや虚弱 ・神経質，抑うつ傾向 ・不眠傾向，愁訴が多い

● その他
- 七物降下湯：最低血圧が高く，蛋白尿などの軽度の腎障害を伴う患者に用いるとされる．中年以後で，やややせ型，手足が冷たく皮膚の栄養状態が不良の患者が多い．
- 真武湯：冷え症で顔色青白く，生気に乏しくやせた患者に用いる．低体温傾向，疲労倦怠感，〈胃腸虚弱〉，下痢傾向がある．

降圧剤との併用について

- 複数の漢方薬の併用はできるだけ避ける．少なくとも初めは一種類で効果をみる．2～6週程度の服用後も，血圧値，症状ともに改善しなければ，漢方薬を変更するか，現代医薬の降圧剤に切り替える．
- 西洋医薬の降圧剤と漢方薬との併用については，いまのところ大きな問題点を指摘した報告はないようである．しかし，未知の要素も多いので，同時服用を避け，時間をずらしての服用が無難である．
- 降圧剤の副作用症状が漢方薬で改善することは少ない．たとえば，カルシウム拮抗薬による灼熱感，β遮断剤による脱力感などには効果がないようである．ただし，ACE阻害剤による乾性咳嗽には麦門冬湯の奏効することが多い．

> ACE阻害剤による咳には麦門冬湯．

高齢者治療における留意点

- 胃腸障害のない例では八味地黄丸を用いる機会が多い．特に腰痛，前立腺肥大症状，軽度腎機能障害，夜間頻尿などがあれば，よい適応である可能性が大きい．
- 大柴胡湯，柴胡加竜骨牡蛎湯，大承気湯，桃核承気湯，防風通聖散など，体力のある人（陽実証）向きの漢方薬を用いる症例は少ない．
- 注 高血圧症のための漢方薬ではないが，麻黄を含む漢方薬（葛根湯，小青竜湯など）は，交感神経興奮様作用を有するエフェドリン，非ステロイド系抗炎症剤に類似した作用を有するプソイドエフェドリンなどを含み，

特に虚血性心疾患，重症高血圧，腎機能低下などの合併症のある例には，慎重に使用する必要がある．

その他の留意点

- 注 甘草は偽アルドステロン症（高血圧，浮腫，低カリウム血症，低レニン血症などを呈する）やミオパチーを引き起こす場合があることは知られている．甘草含有量の多い漢方薬（芍薬甘草湯など），甘草を含む2つ以上の漢方薬を併用する場合，漢方薬と降圧利尿剤を併用する場合などには注意しなければならない（p.21 参照）．
- 注 薬用人参を含む漢方薬，たとえば補中益気湯，六君子湯，人参湯，十全大補湯，半夏白朮天麻湯などを長期連用すると血圧の上昇する例がまれにある．特に肥満して栄養状態がよく，赤ら顔で汗かき（陽実証）の患者に起こりやすいとされる．

> 甘草による血圧上昇，浮腫，低カリウム血症，ミオパチー（CPK 上昇）に注意．

参考文献
1) 厚生省・日本医師会（編）：高血圧診療のてびき．日本醫事新報社，1990．
2) 大塚敬節ほか：漢方診療医典．p.86-87，南山堂，1973．
3) 松田邦夫，稲木一元：臨床医のための漢方［基礎編］．p.134-142，1987．
4) 松下 哲：高血圧．日本医師会雑誌（臨時増刊；漢方治療の ABC），108(5)：90-92, 1992．

3 低血圧症

漢方治療の適応と不適応

- 本態性低血圧症（体質性低血圧症）はよい適応である．
- 起立性低血圧症に用いて有効な例がある．
- 症候性低血圧は原疾患の治療が主となり，漢方は補助的である．

> 低血圧症は漢方治療のよい適応．

漢方治療の考え方

- 本態性低血圧症は，基礎疾患，器質的異常がなく，持続的に血圧が低い（収縮期血圧 100 mmHg 程度以下）ものとされるが，成書によれば，無力性体質で胃下垂・胃アトニー症の患者に多く，易疲労，脱力感，四肢冷感，頭重感，めまい，立ちくらみ，肩こり，朝起きられない，動悸など，さまざまな不定愁訴があり，心気的傾向が強い．

- 本態性低血圧症の症状は，漢方医学で陰証，虚証と呼ぶ病態の特徴に類似し，人参や附子を含む漢方薬を用いる機会が多い．

病態と薬剤の選択

- 患者の愁訴に対応して薬を選択するが，基本的には体質改善を目的とするので，比較的長期服用で経過観察する必要がある．
- 他の症候に付随して胃腸の愁訴のある例が多いが，その場合でも最も中心となる愁訴を対象に漢方薬を選択する．
- ただし胃腸症状を悪化させる薬は，いかなる場合も不可である．

低血圧症における頻用漢方薬

主訴	随伴症状など	使用する漢方薬の例
めまい	やせ・冷え	真武湯
	胃もたれ・食欲不振・心下振水音	半夏白朮天麻湯
	若年女性・冷え・むくみ	当帰芍薬散
	起立性低血圧	苓桂朮甘湯，半夏白朮天麻湯
易疲労	第一選択	補中益気湯
	貧血傾向	十全大補湯，帰脾湯
	やせ・心下振水音	四君子湯
胃腸症状	胃もたれ・食欲不振・心下振水音	人参湯，六君子湯
	下痢傾向・心下振水音	真武湯，人参湯
冷え症	やせ・低体温	真武湯，人参湯
	やせ・腹痛	桂枝加朮附湯
	若年女性・むくみ	当帰芍薬散

使用上の注意と効果の見方

- 通常は2～4週の投薬で効果判定する．愁訴の一部でも改善傾向が認められれば，さらに2～4週ごとに効果判定する．
- 血圧自体に変化がなくても愁訴が改善すればよい．自覚的に好調であれば，当面は同じ薬を投与する．
- 数か月から数年以上にわたる服用の必要な例が多い．

頻用漢方薬の使用法

●真武湯

- 低血圧症に最も頻用される．
- 無力性体質で，やせ型，顔色が青白い患者が対象になる．
- 手足冷え，疲労倦怠感，立ちくらみ，身体動揺感などが目安になる．
- 腹部全体に軟弱で心窩部拍水音のある例が多い．
- 腹痛のない下痢傾向を伴う例は比較的よい適応である．

低血圧症の第一選択は真武湯．

●半夏白朮天麻湯

- 低血圧症で，頭重，めまいを訴える例に用いる機会が多い．
- 〈胃腸虚弱〉で胃下垂・胃アトニー傾向があり，心窩部拍水音の著しい患者によい．〈胃腸虚弱〉者共通の症候として，食後に手足がだるくなり，眠くてたまらなくなるなどと訴え，血色も悪く疲れやすい患者が多い．
- 虚弱児の起立性調節障害に頻用される．
- 真武湯との鑑別が困難な例がある．この場合，一方を用いて無効ならば他方を用いる．

●当帰芍薬散

- 若い女性の低血圧症に用いる機会が多い．
- 貧血様顔貌で，やややせ型の女性で，手足が冷え，月経痛，月経不順などのある例に用いられる．
- 頭重感，頭冒感（頭になにかがかぶさっているような不快感），めまい感などの症状を訴える点も使用目標となりうる．
- 有効例では，手足が温まるということが多い．

●補中益気湯

- 非常に疲れやすい，全身倦怠感が強い，食後にだるくなり眠くてたまらないなどの訴えのある患者がよい適応となる．
- 寝汗をかきやすい，ひどく汗をかいて疲れるという点も目安になる．
- 適応例では，話し方や目つきに力がなく，やや抑うつ的な印象を受けることが多い．ただし不眠，焦燥感，希死念慮などはない．
- 腹部は全体に軟弱で，臍部の大動脈拍動を触れる患者が多い．
- 半夏白朮天麻湯が〈胃腸虚弱〉，頭重感，頭痛，めまい感を主とする例を適応とするのに対して，補中益気湯は疲労倦怠感を主とする例に用いられる．

本処方は，その名称の通り，「中（おなかの意）を補い気を益す」ための薬である．すなわち，消化吸収機能など内臓機能を賦活して，一般的な体力を益し，元気を回復させる効果があるといえる．

● 十全大補湯

- 全身的に衰弱した症状を示す虚証に用いる．
- 貧血，食欲不振，体重減少などがあり，皮膚粘膜の栄養不良と乾燥傾向のみられる患者が多い．
- ときに服用後に胃腸障害を現す患者がある．これは十全大補湯の適応となる状態よりもさらに〈胃腸虚弱〉だからで，六君子湯，四君子湯，人参湯などに変更する．

● 六君子湯

- 体質虚弱(虚証)で，消化機能全般が低下している例に用いる．
- 多くの場合，食欲不振が主症状である．
- 中肉中背ないし比較的やせ型の女性に用いられる機会が多い．
- 易疲労，食後の倦怠感を訴える患者にも用いる．この点で補中益気湯などに類似するが，六君子湯は食欲不振が主である．
- 人参湯の適応例と比較すれば，やせの程度は軽く，冷え症，疲労感の程度も軽い患者が多い．

● 人参湯

- 六君子湯と同様に〈胃腸虚弱〉である点は共通しているが，その程度がはなはだしい．
- 胃下垂，胃アトニーもより著しいために心窩部拍水音が一層明瞭で，常時証明できるような患者に用いる機会が多い．
- 食欲不振，不消化便下痢，上腹部痛(ときに胸痛)，手足および全身の冷え(実際に触れると冷たい)，疲労倦怠感などがあり，栄養状態が貧弱な患者によい．
- 冷えが強く下痢する点などは真武湯に似るが，真武湯は下腹部(腸)に作用するといわれ，人参湯は上腹部(胃)に作用するといわれている．

> やせ型で胃下垂高度な低血圧症患者では，真武湯と人参湯を併用．

4 動悸・胸痛

症状による漢方薬の選択

●動 悸

- ・不整脈による例……………………………… 炙甘草湯（？）
- ・心因性要素が強い，不安感の強い例
    - 血色良好，赤い顔，興奮，不眠…………… 黄連解毒湯
    - 肥満傾向，上腹部腹筋緊張（胸脇苦満）…… 柴胡加竜骨牡蛎湯
    - やせ型，腹部大動脈拍動を強く触れる…… 桂枝加竜骨牡蛎湯
    - 空気飢餓感，咽喉閉塞感，体格体質中等度 半夏厚朴湯
- ・更年期女性の不定愁訴……………………… 加味逍遙散
- ・抑うつ傾向
    - 体質頑健（実証）……………………………… 柴胡加竜骨牡蛎湯
    - 体格体質中等度……………………………… 加味逍遙散
    - 〈胃腸虚弱〉…………………………………… 加味帰脾湯

●胸 痛

- ・保険適用の漢方製剤には，胸痛を目標とする処方は少ない．
- ・狭心症様症状に半夏厚朴湯と当帰湯が有効とする臨床報告がある．

頻用漢方薬

●半夏厚朴湯（はんげこうぼくとう）

- ・心臓神経症に最も頻用される処方の一つ．
- ・咽喉不快感，前胸部不快感，胸痛，動悸などに不安感を伴う．
- ・比較的罹病期間が短い患者が対象となる．
- ・軽症狭心症に有効とする説もある．

●柴胡加竜骨牡蛎湯（さいこかりゅうこつぼれいとう）

- ・遷延した心臓神経症に頻用する．
- ・体質体格中等度〜頑健で肥満した患者が適応．
- ・腹壁厚く弾力あり，季肋部の腹筋は緊張が強い（胸脇苦満（きょうきょうくまん））．
- ・臍上部付近で大動脈拍動を触知することが多い．

●柴胡桂枝乾姜湯（さいこけいしかんきょうとう）

- ・やせ型で顔色の悪い神経質な患者．
- ・息切れ，易疲労倦怠，不眠，手足の冷えなどを伴う．
- ・腹筋は軟らかく，大動脈拍動を触れ，心窩部拍水音を認める．
- ・狭心症，不整脈に有効とする説もあるが，確認されていない．

動悸・胸痛は診断確定が第一に重要．

漢方治療が有用なのは主として心因性の場合である．

虚血性心疾患，心不全，危険な不整脈などでは，効果の確実な西洋医学的治療を行うべきである．

● 炙甘草湯(しゃかんぞうとう)

・動悸を目標とする．
・不整脈に試用することがあるが，効果は確認されていない．
・やや虚弱で疲れやすい患者が多い．
・皮膚は乾燥気味で栄養状態の悪いことが多い．
・服用後に下痢などの胃腸障害が起これば中止する．

● 当帰湯(とうきとう)

・狭心症類似症状に用いる．
・胸部絞扼痛，心窩部痛，および背部への放散痛を目標とする．
・やせ型で，手足が冷え，虚弱な患者が適応．

一口メモ　ガマの油の話

　落語などに残る「ガマの油売り」の口上には，刀創にガマの油をつけると立ちどころに痛みも出血も止まるというくだりがある．この話には元になった生薬がある．それが蟾酥(せんそ)である．

　蟾酥はシナヒキガエルの耳下にある毒腺の分泌物で，宋代の『本草衍義(ほんぞうえんぎ)』という薬物解説書に初めて記載され，「歯縫中に出血して病むものに，水に浸した蟾酥わずかばかりを紙のこよりで出血しているところにつけると，たちどころに止まる」とあるという．成分は，強心性ステロイドである bufalin, cinobufogenin などであり，強心，局所麻酔，胆汁分泌促進，抗炎症，血管平滑筋収縮などの作用があるとされる．ガマの油の効果は，局所麻酔作用で傷の痛みが軽くなるのか，出血過多に対する強心作用のためか，それとも血管収縮による止血効果だろうか．

　蟾酥は，民間で使用される六神丸(ろくしんがん)，救心(きゅうしん)，奇応丸(きおうがん)などに含まれる．このうち六神丸は心臓病に用いるとされ，密かに愛用している患者は少なくないようである．こうした一般用医薬品にも医学的評価が必要ではないだろうか．

　ガマの油（蟾酥）が現代医療において実用性があるかは疑問だが，興味ある生薬であることは間違いない．

〔参考文献〕
　難波恒雄：原色和漢薬図鑑(下)．p.264-269，保育社，1980．

5 脳循環障害

漢方治療のポイント！

1. 漢方治療の適応は脳血管障害後遺症および脳血管性痴呆である．
2. 脳血管障害後遺症に関する臨床研究によれば，黄連解毒湯の有用性は西洋医薬の脳循環代謝改善薬と同等とされる．
3. 脳血管障害後の慢性頭痛，抑うつ状態には釣藤散が有用である．
4. 釣藤散，抑肝散，桂枝加苓朮附湯，真武湯は，黄連解毒湯より栄養状態の悪い患者が適応となる．

頻用漢方薬と使用上の注意

● **黄連解毒湯**
・顔面充血して熱感があり，のぼせ，めまい，頭重頭痛，精神不穏，不安焦燥感，抑うつ気分，不眠，多動などを認める患者に使用する．
・体質中等度〜やや強く，腹部は弾力がある患者が適応．

肥満して多汗傾向のある患者には黄連解毒湯．

● **三黄瀉心湯**
・黄連解毒湯に類似して便秘が著明な患者に用いる．

● **釣藤散**
・脳血管障害後の慢性頭痛や抑うつ状態に有用である．
・体質体格中等度以下（やせ型）の神経質な患者が対象となる．
・めまい感，手足の冷え，不眠傾向，高血圧傾向を認める場合がある．

やせ型で神経質な患者には釣藤散．

● **抑肝散**
・攻撃的行動，夜間せん妄，徘徊，意欲自発性低下などが目標．
・怒りっぽかったり急に泣き出したりと感情失禁傾向のある点が重要．
・体質虚弱で神経症傾向がある．振戦，Parkinson症候群にも使用．
・〈胃腸虚弱〉者には抑肝散加陳皮半夏を用いる．

● **柴胡加竜骨牡蛎湯**
・焦燥，抑うつ，不眠，めまい，動悸などを訴える患者に用いる．
・栄養状態がよく，上腹部の腹筋緊張が強い（胸脇苦満が強い）．

● **真武湯**
・るいそう高度（陰虚証），低体温，胃下垂高度，四肢末梢循環障害（冷え），疲労倦怠感，めまいなどを訴えることが目標となる．

・経管栄養などで水様下痢が止まらない患者にも使用する.

● 八味地黄丸
・加齢に伴う腎泌尿生殖器機能の低下(排尿異常, 夜間頻尿など), 腰痛, 下肢運動機能低下などを伴う脳血管障害後遺症にも用いる.

● 桂枝加苓朮附湯
・虚弱体質, 冷え症, 血色不良の患者に用いる.

6 末梢循環障害

動脈疾患

● 閉塞性動脈硬化症
・八味地黄丸:間欠性跛行症,〈胃腸丈夫〉, 腰痛症, 排尿異常.
・当帰四逆加呉茱萸生姜湯:間欠性跛行症, 末梢の冷えが強く紫色.

● 閉塞性血栓血管炎(Buerger病)
・桂枝茯苓丸, 当帰四逆加呉茱萸生姜湯の報告例がある.
・有効率はかなり低いと思われる.

● Raynaud病・Raynaud現象
・当帰四逆加呉茱萸生姜湯が第一選択.

下肢静脈血栓症

・桂枝茯苓丸:第一選択.
・当帰芍薬散:やや虚弱, 下肢冷えが強い.
・当帰四逆加呉茱萸生姜湯:末梢の冷えが強く紫色.

手術適応のない例に, 通常の治療と併用で漢方薬を使用することが多い. 多くは長期服用を要する.

チェーン・ソーによる白蝋病には当帰四逆加呉茱萸生姜湯.

下肢静脈血栓症は脳梗塞の原因となりうるので, 抗凝固療法を優先する. 漢方薬の効果は微弱である.

3 消化器疾患

1 消化器疾患 総論

消化器領域における漢方治療の適応と不適応

●漢方薬を第一選択としてもよい疾患
- 慢性胃炎，機能性ディスペプシア（functional dyspepsia：FD）
- 常習便秘
- 過敏性腸症候群
- 器質的原因のない慢性下痢症
- 腸管癒着症（イレウスを頻回に繰り返す例の再発予防）
- 慢性肝炎（インターフェロン療法の適応がないもの）

●西洋医学的治療を優先する疾患
- 胃十二指腸潰瘍（再発予防）
- 炎症性腸疾患（潰瘍性大腸炎，Crohn 病など）

●不適応の疾患
- 外科治療の適応（急性腹症，早期癌，絞扼性イレウスなど）
- 緊急処置を要する例（出血，ショックなど）

消化器領域の頻用漢方薬

漢方薬	応用	備考
六君子湯	慢性胃炎	食欲不振・胃もたれが目標
補中益気湯	（慢性肝炎）	慢性の疲労倦怠が目標
小柴胡湯	慢性肝炎	間質性肺炎に注意（後述）
桂枝加芍薬湯	過敏性腸症候群	短期間で効果判定可能
大黄甘草湯	常習性便秘	痙攣性便秘では少量より投与

小柴胡湯と類縁処方の副作用について

- 小柴胡湯による薬剤性間質性肺炎死亡例の報告がある．発熱，咳嗽，呼吸困難が起こればただちに中止して胸部 X 線撮影，血液ガス分析など必要な検査を行い，重症例では酸素吸入，ステロイド使用などの処置を行う．また，あらかじめ患者に説明して注意を与えておく必要がある．

→p.20「5. 漢方薬使用上の留意点」

注 インターフェロン製剤との併用は間質性肺炎の頻度を高め，禁忌．
注 小柴胡湯は，肝硬変，肝癌の患者，および慢性肝炎で血小板数10万/mm³ 以下の患者（肝硬変が疑われる）も禁忌である．
注 慢性肝炎における肝機能障害で血小板数15万/mm³ 以下の患者も，肝硬変に移行している可能性があり，慎重に投与すること．

> 柴朴湯・柴苓湯・大柴胡湯などの小柴胡湯類縁処方，半夏瀉心湯・乙字湯・黄連解毒湯などでも間質性肺炎の副作用報告があり要注意（→p.20）．

2 口内炎・舌炎・舌痛症

口内炎・舌炎

頻用漢方薬	主たる使用目標
半夏瀉心湯	体質体格中等度 胃炎症状（胃もたれ，げっぷ，胃部つかえ感）あり 上腹部腹壁の緊張が強く膨満傾向（心下痞鞕） 再発性の場合には長期服用が必要
黄連解毒湯	体質体格中等度以上 痛み，びらん，出血など，症状がやや強い患者 体力低下の著しい患者には用いない
温清飲	体質中等度 慢性，再発性の例で上記二方無効なときに長期服用

> 副作用→p.20

- 虚弱体質者の口内炎，舌炎に用いる漢方薬は，六君子湯，補中益気湯，十全大補湯などの有効な可能性がある．
- 六君子湯は，食欲不振，胃もたれなどの上腹部不定愁訴があり，胃下垂，心窩部拍水音を認める例に用いる．同様の体質で疲労倦怠が強い患者には補中益気湯を用いる．さらに貧血傾向があれば十全大補湯を用いる．
- Behçet病に漢方薬が有効な可能性は否定できないが，筆者らは効果の確認できた経験がない．

> 生薬では清熱補気湯，清熱補血湯などがある．しかし，エキス製剤にはない．

舌痛症

- 小柴胡湯，柴苓湯，加味逍遙散が有効とする説がある．
- 小柴胡湯は，体質中等度で季肋部腹筋緊張（胸脇苦満）の強い患者に用いる．この条件に加えて浮腫傾向（舌に歯痕が残るなど）があれば柴苓湯を用いる．
- やや虚弱で神経質な更年期女性には加味逍遙散を用いる．

> 舌痛症は心身症が多いとされるが，咬合不全，唾液分泌不足など，原疾患の検索も忘れてはならない．

3 胃　炎

漢方治療の適応と不適応

・慢性胃炎, functional dyspepsia（FD）など，器質的病変がなく，胸やけ，げっぷ，悪心，嘔吐，食欲不振，胃もたれ，心窩部痛などの上腹部症状を訴えるものは，漢方治療のよい適応である．
・食欲不振，胃もたれが強い患者には，六君子湯を用いる．
・やせて胃下垂高度な患者には人参湯を用いる．
・胸やけ，心窩部痛を訴える患者には安中散を用いる．
・体質中等度の患者の胃もたれ，心窩部不快感には半夏瀉心湯を用いる．
・悪性腫瘍，胃十二指腸潰瘍の疑いがあれば西洋医学的治療を行う．
・急性胃炎で出血や痛みの強い例では，漢方治療は補助療法にとどまる．
・胃潰瘍などで，ヘリコバクター・ピロリ菌陽性例では除菌治療を漢方薬よりも優先する．

> まず胃癌などをスクリーニングすることが肝要

体質・体格による頻用漢方薬

体質・体格	腹　部	頻用漢方薬
中等度以上	腹筋緊張良好	半夏瀉心湯，柴胡桂枝湯，茯苓飲，平胃散，黄連湯，茯苓飲合半夏厚朴湯
やや虚弱	やや軟弱	六君子湯，安中散
虚弱・やせ	心下振水音	人参湯，四君子湯，安中散

○胃下垂高度で心窩部拍水音を聴取する患者について
・心窩部拍水音を漢方では胃内停水と呼ぶ．
・これは水毒（体質的浮腫傾向）の一徴候とされる．
・水毒の徴候には，このほか，朝指が握りにくい，顔が浮腫状，夕方足がむくむ，舌に歯痕がつく，めまい，立ちくらみ，頭痛などがある．
・胃内停水などの水毒傾向のある慢性胃炎には，六君子湯，四君子湯，小半夏加茯苓湯，二陳湯，茯苓飲，茯苓飲合半夏厚朴湯などを用いる．
・このような徴候を認める場合，麻黄を含む葛根湯，小青竜湯など，および大黄を含む大承気湯，桃核承気湯，大黄牡丹皮湯などは不快な副作用（主に胃腸障害）が出やすい．

漢方治療の実際

◆体質・体格が虚弱な患者に用いる漢方薬

漢方薬	主たる使用目標
六君子湯 （りっくんしとう）	・体質体格やや虚弱な患者の消化管機能低下に使用 ・食欲不振，心窩部つかえ感，膨満感，胃が重い，嘔気，食後に眠くてたまらない，ときに下痢など ・色白，皮膚筋肉軟弱，手足倦怠，易疲労倦怠感，かぜをひきやすいなどの体質傾向を示す ・腹部軟弱，心窩部拍水音．ときに上腹部正中芯
四君子湯 （しくんしとう）	・〈胃腸虚弱〉で気力・体力ともに衰えた患者に用いる ・慢性的胃腸症状，食欲不振あり，栄養状態不良 ・血色悪く，るいそうする例が適応．長期服用が必要 ・胃腸症状改善に伴い，心身全体の調子が好転する
人参湯* （にんじんとう）	・〈胃腸虚弱〉で消化吸収機能低下し，新陳代謝が衰え冷えの著しい患者に用いる ・顔色不良，手足冷，低体温傾向，脈が小さく触れにくい，低血圧傾向，心窩部拍水音，下痢傾向，ときに口に薄い唾液がたまる
安中散** （あんちゅうさん）	・神経性胃炎，急性あるいは慢性胃炎で痛みが主訴 ・やせ型，栄養不良，手足冷えをみることが多い ・腹部軟弱，腹部大動脈拍動亢進，心窩部拍水音

* 六君子湯，四君子湯，人参湯は，一見して元気がない，顔色が青白くさえない，小声で元気なく話す，全身倦怠感，手足がだるいなどの症状に加えて，胃症状すなわち，食欲不振，胃のもたれ感，つかえ感などを訴える点を目標に用いる．多くは，やせ型，ないしは太っていても皮下脂肪が軟らかい（水太り）．舌は浮腫状で，辺縁で歯の痕が凹んでいることが多い．このような患者は，冷えを訴えることが多く，また冷たい飲食物で腹痛や下痢が起こりやすい傾向がある．

** 柴胡桂枝湯の適応に類似しているが，より虚証であり，中間的な体質体力の例には柴胡桂枝湯と安中散の併用も行われる．

機能性ディスペプシア（FD）の第一選択は六君子湯．とくに運動機能不全型によい．

やせ型の人のストレス性胃炎には安中散．

◆体質・体格が中等度以上の患者に用いる漢方薬

漢方薬	主たる使用目標
半夏瀉心湯（はんげしゃしんとう）	・胃のもたれ感，重苦しさ，つかえ感を目標とし，嘔気，胸やけ，下痢，腸音亢進を伴う患者が多い ・心窩部筋緊張（心下痞鞕）が重要 ・胃炎，胃十二指腸潰瘍（再発予防目的），過敏性腸症候群，口内炎に用いる．不眠症にも用いる ・一種の苦味健胃剤である
柴胡桂枝湯（さいこけいしとう）	・ストレス性に悪化傾向のある上腹部痛，胸やけ，不快感を目標とする ・右季肋部腹筋緊張（胸脇苦満）と腹直筋上部緊張 ・ストレス性胃炎，胃十二指腸潰瘍，胆石症，胆嚢ジスキネジー，慢性膵炎，過敏性腸症候群など ・ストレス性に増悪する心身症に用いることもある
平胃散（へいいさん）	・上腹部不快感，腹部膨満感，不消化感など，主に過食による胃炎や胃腸症状に用いる ・腹部は全体にガスが多く，膨満している
茯苓飲（ぶくりょういん）	・げっぷ，悪心，胸やけ，上腹部膨満感が目標 ・胃にガスが多く膨満し，胃液が貯留して心窩部に拍水音を認める．心下痞鞕を伴うことが多い ・「胃が張って苦しく食べられない」と訴える
黄連湯（おうれんとう）	・心窩部の軽い痛みを主とした胃炎に用いる ・胃のもたれ，重苦しさ，つかえ感，胸やけ，悪心を伴うことが多い

栄養状態の比較的よい人のストレス性胃炎には半夏瀉心湯．

副作用→ p.20

ストレス性胃炎，十二指腸潰瘍で痛みを主とするときには柴胡桂枝湯．

症候による漢方薬の選択

症　　候	漢方薬
食欲不振，胃もたれ	六君子湯，半夏瀉心湯
胸やけが強い	安中散，六君子湯，黄連湯
心窩部にものがつかえる感じ	半夏瀉心湯，人参湯
ストレス性に増悪する心窩部痛	柴胡桂枝湯，四逆散，安中散
過食による胃腸症状	平胃散，半夏瀉心湯，六君子湯
嘔気が強い	小半夏加茯苓湯，二陳湯，人参湯，六君子湯，茯苓飲，半夏厚朴湯，半夏瀉心湯

Helicobacter pylori に対する漢方薬の効果は不明．おそらく無効か？

4 消化性潰瘍

漢方治療の適応と不適応

- 潰瘍所見の軽快後に西洋医薬の減量と代替を目的として用いる.
- 治癒後に潰瘍再発の頻度低下を目的として用いる.
- 西洋医薬で内視鏡所見改善後も愁訴が続く患者に用いる.
- 高齢者などで,正酸〜低酸性の潰瘍に西洋医薬と併用するとよい.
- 急性症状が強い例(出血,疼痛,悪心,嘔吐),外科的適応のある例(穿孔など)には不適応である.

潰瘍では,H_2ブロッカーなど西洋医薬を優先.

漢方治療の実際

- 虚実を重視し,体格,栄養状態,胃下垂の程度に着目する.
- 柴胡,黄連を含む苦味健胃剤は実証に用いる.
- 人参,乾姜,桂皮を含む処方は虚証に用いる.

◆疼痛を主とする場合

漢方薬	主たる使用目標
柴胡桂枝湯	・最も頻用される処方で,柴胡,桂皮,人参を含む ・体質中等度〜やや虚弱で,神経質な患者 ・右側または両側上腹部腹筋緊張(胸脇苦満)
安中散	・やせて下垂体質の者(虚証)の胸やけ・胃痛 ・神経質で顔色が悪く冷え症が適応.桂皮を含む ・腹部は軟らかく,心窩部拍水音あり
四逆散	・体質中等度以上(実証)が適応.柴胡を含む ・腹壁は厚く,両側上腹部が緊張(胸脇苦満) ・過敏性腸症候群併発例によい
当帰湯	・虚弱で顔色不良の患者が適応.桂皮,乾姜を含む ・抗潰瘍剤で痛みが軽減しないとき ・上腹部の緊張が強い例が多い
人参湯	・極めて虚弱で高度にやせた患者が適応.人参を含む ・食欲不振,下痢,手足冷え,低体温傾向あり ・心窩部拍水音が著明 ・腹壁薄く心窩部の腹筋緊張が強い

◆疼痛以外の症状を主とする場合

・再発予防を目的に用いる．一般に慢性胃炎，FD に準じて扱う．
・長期投与に適する．

漢方薬	主たる使用目標
半夏瀉心湯 (はんげしゃしんとう)	・潰瘍再発予防に用いる苦味健胃剤．黄連を含む ・体質中等度の患者に幅広く用いる ・上腹部緊張(心下痞鞕)を認める例が多い ・胃部膨満感，腹鳴下痢を伴うことが多い
六君子湯 (りっくんしとう)	・食欲不振，胃もたれ，嘔気を訴える例に用いる ・体質やや虚弱者が対象．人参を含む ・腹部軟弱で心窩部拍水音を認めることが多い
人参湯 (にんじんとう)	・極めて虚弱で高度にやせた患者に用いる人参剤 ・食欲不振，下痢，手足冷え，低体温傾向あり ・腹壁薄く心窩部の腹筋緊張が強い ・心窩部拍水音が著明 ・胃痛がない場合にも使用できる

消化性潰瘍の頻用漢方薬

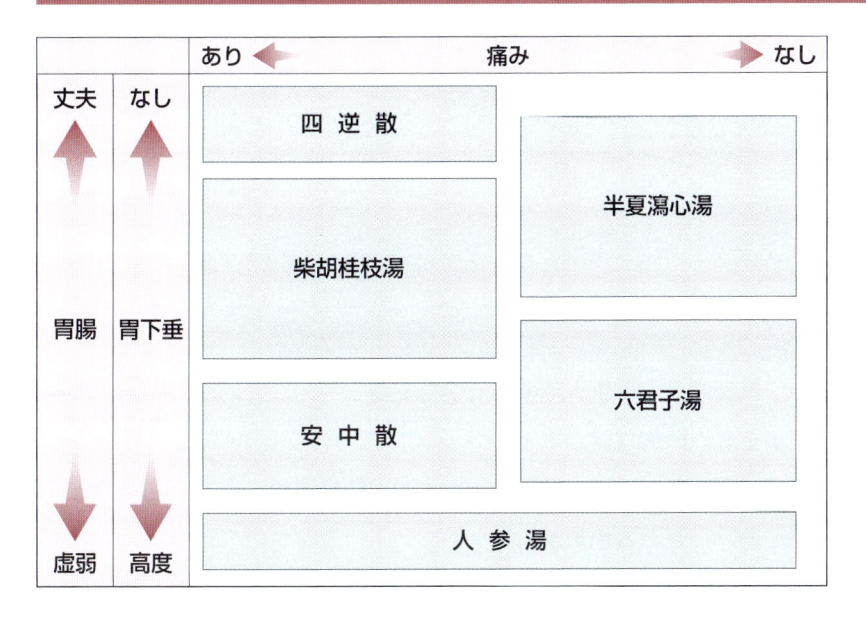

		あり ← 痛み → なし	
丈夫 ↑ 胃腸 ↓ 虚弱	なし ↑ 胃下垂 ↓ 高度	四逆散 柴胡桂枝湯 安中散	半夏瀉心湯 六君子湯
		人参湯	

5 過敏性腸症候群

漢方治療の適応と漢方医学の考え方

・過敏性腸症候群(IBS)は漢方治療のよい適応である．
・疝痛型では，西洋医学的治療を要することもある．

＊虚弱体質者の下痢の特徴（陰虚証の下痢）

・真武湯，人参湯は，漢方医学で陰虚証と呼ぶ状態に用いる．
・陰虚証とは虚弱体質にしばしばみられる病態である．
・陰虚証の患者には下記の特徴があり，下痢にも一定の共通した病像のみられる患者が多い．

下痢の特徴	体質・体格
・水様便ないし軟便 ・腹痛，残便感はほとんどない ・1日数回程度（頻回でない） ・下痢後に口渇なし	・やせ型で筋肉の発達が悪い ・顔色が不良で青白い ・冷え症，冷えによる症状悪化 ・易疲労，倦怠感 ・食欲が乏しい ・空腹時の脱力感，満腹時脱力 ・脈（橈骨動脈）が触れにくい
腹部所見	
・腹部軟弱な患者が多い ・心窩部拍水音を認める ・腸蠕動が腹壁を通してみえることがある	

6 便　　秘

漢方治療の適応と不適応

・慢性機能性便秘は，弛緩性，痙攣性ともに漢方治療の適応である．
・特に通常の下剤で腹痛，下痢をきたす例に試みるとよい．
・症候性便秘の大部分は不適応だが，術後などの腸管癒着による便秘の中には漢方薬で改善するものがあり，試みる価値がある．
・便秘を含む複数の症候を治療目標とする漢方薬がある．その使用法を理解すれば単独で多くの愁訴の改善を期待できる．

漢方治療の実際

◆便秘下痢交代型・便秘型・疝痛型に用いる漢方薬

漢方薬	主たる使用目標
桂枝加芍薬湯（けいしかしゃくやくとう）	・体質中等度の患者では，第一選択となる ・下痢または便秘で，腹部膨満，腹痛がある ・下痢の後，腹痛や残便感（テネスムス）を伴う ・便秘型軽症例に用いることがある
桂枝加芍薬大黄湯（けいしかしゃくやくだいおうとう）	・痙攣性便秘に用いる ・兎糞，腹部膨満，腹痛を伴う例に用いる ・下剤で腹痛，下痢の起こる場合に用いてよい
小建中湯（しょうけんちゅうとう）	・虚弱体質，栄養不良，疲労感の強い例 ・虚弱者の反復性の腹痛に頻用する
当帰建中湯（とうきけんちゅうとう）	・手足の冷え，貧血傾向が強い虚弱者が対象 ・疝痛型に用いることがある ・女性では月経痛にも有効
大建中湯（だいけんちゅうとう）	・腹部膨満，鼓腸，ガス疝痛が目標 ・冷飲食物摂取，寒冷曝露で悪化傾向 ・非常に体力のない虚弱者（より虚証）が適応
柴胡桂枝湯（さいこけいしとう）	・体質中等度でストレス性胃炎のある患者 ・疝痛型に用いることがある
四逆散（しぎゃくさん）	・体質体格がやや強壮な患者に用いる
芍薬甘草湯（しゃくやくかんぞうとう）	・疝痛時に頓服

IBSの第一選択は桂枝加芍薬湯．

◆下痢優位型に用いる漢方薬

●栄養状態中等度以上	
桂枝加芍薬湯	・腹痛を伴う例では第一選択 ・胃症状はあまりない
半夏瀉心湯（はんげしゃしんとう）	・胃もたれ，げっぷ，悪心，嘔吐，胃部つかえ感 ・上腹部腹壁の緊張が強く膨満傾向（心下痞鞕） ・腹鳴，急に便意が強くなる患者に用いる
六君子湯（りっくんしとう）	・やや〈胃腸虚弱〉で上腹部不定愁訴を伴う患者 ・食欲不振，胃もたれ，胸やけが強い

●虚弱者（陰虚証）	
人参湯（にんじんとう）	・極度に虚弱で顔面蒼白，冷え症，やせ型 ・食欲不振，食後眠い，軟便〜下痢 ・上腹部腹壁の緊張と膨満 ・心窩部拍水音顕著
真武湯（しんぶとう）	・極度に虚弱で顔面蒼白，強度の冷え症，やせ型 ・水様下痢〜無形軟便，腹痛軽微 ・めまい感，低血圧傾向，脱力感，無力感
啓脾湯（けいひとう）	・不消化便下痢，および上記無効時に用いる

漢方治療の考え方

- 〈胃腸丈夫〉で栄養状態がよく筋肉質の患者（実証）には，大黄・芒硝を主とする漢方薬を用いる．
- 胃下垂など下垂体質で，栄養状態不良（やせ型）で筋肉脆弱な虚弱者（虚証）には，大黄とともに芍薬を含む，麻子仁丸，潤腸湯，桂枝加芍薬大黄湯を用いる．芍薬は過剰な腸蠕動や腸管の過緊張を調整する．
- 痙攣性便秘は，大量の大黄・芒硝を含む漢方薬では腹痛下痢を呈しやすく，少量の麻子仁丸，潤腸湯，桂枝加芍薬大黄湯などをまず使用して経過をみる．しかし，これらでも腹痛下痢をきたす例が少なくない．この場合，大黄を含まない桂枝加芍薬湯，小建中湯，柴胡桂枝湯，四逆散，加味逍遙散などを試みる．
- 胃下垂高度で大黄・芒硝で腹痛下痢の起こる虚弱者には小建中湯を用いるが，慢性胃炎あるいはFDがあれば六君子湯や人参湯を用い，腸管内のガスが多く腹部膨満感の強い例には大建中湯を用いる．
- 高齢者の弛緩性便秘には潤腸湯，麻子仁丸を用いる．腹痛下痢が起こる例には随伴症状により八味地黄丸，十全大補湯，大建中湯などを用いる．

> 便秘には，大黄製剤の使い方がポイント．

> 大黄のみで腹痛を起こす場合は，芍薬を含む処方を併用する．

漢方治療の実際

◆大黄を含み便秘を主要な使用目標とする漢方薬

漢方薬	使用目標
大黄甘草湯	・常習性便秘の軽症例によい ・慢性の弛緩性便秘，直腸性便秘に用いる
調胃承気湯	・大黄甘草湯に芒硝を加えた穏やかな処方
大承気湯	・体質頑健な患者（実証）の高度の便秘に用いる ・腹部は硬く膨満している例が多い ・抑うつ，不眠，肩こりを伴う場合にも用いる
麻子仁丸	・虚弱者の常習便秘に用いる ・大便は，多くは兎糞状である ・腹部全体が軟らかい例が多い
潤腸湯	・虚弱者，高齢者の常習便秘，弛緩性便秘 ・麻子仁丸でも快便が得られない場合 ・冷え症，皮膚粘膜の乾燥萎縮傾向，兎糞便 ・腹部全体が軟弱で糞塊を触知する例が多い
桂枝加芍薬大黄湯	・体質体格中等度の患者の痙攣性便秘 ・過敏性腸症候群の便秘型である ・大黄甘草湯，調胃承気湯，大承気湯など，他の下剤では腹痛下痢をきたす例に用いてよい

> 大黄甘草湯は長期使用で効力が低下することがある．

> 便秘の第一選択は麻子仁丸．

◆便秘とともに他の症候も使用目標とする漢方薬(大黄を含む)

漢方薬	使用目標（便秘以外）
大柴胡湯（だいさいことう）	・体質体格頑健(実証)，筋肉質，肥満 ・上腹部の腹筋緊張が強い(胸脇苦満（きょうきょうくまん）) ・高血圧症，脂肪肝，脂質異常症，胆石症の合併傾向
桃核承気湯（とうかくじょうきとう）	・体質中等度以上，月経痛，頭痛，肩こり ・冷えのぼせ，月経時の精神不穏，下腹部圧痛
大黄牡丹皮湯（だいおうぼたんぴとう）	・体質中等度以上，下腹部圧痛，痔疾，肛門周囲炎
三黄瀉心湯（さんおうしゃしんとう）	・体質中等度，のぼせ，高血圧，不眠，易興奮性
通導散（つうどうさん）	・体質中等度，更年期障害，打撲傷
防風通聖散（ぼうふうつうしょうさん）	・肥満，太鼓腹
茵蔯蒿湯（いんちんこうとう）	・肝機能障害，急性蕁麻疹
乙字湯（おつじとう）	・痔疾

◆大黄を含まないが便秘にも有用な漢方薬

漢方薬	使用目標
桂枝加芍薬湯（けいしかしゃくやくとう）	・主として痙攣性便秘に使用 ・過敏性腸症候群傾向あり(便秘下痢交代型) ・体質中等度〜虚弱，腹部膨満感，腹痛，残便感
小建中湯（しょうけんちゅうとう）	・虚弱者，虚弱児の痙攣性便秘に使用 ・やせ型で腹痛が起こりやすい患者，兎糞が多い
大建中湯（だいけんちゅうとう）	・虚弱者の腹部膨満，腸グル音亢進と便秘に使用 ・腹壁弛緩して腸が動くのを認めることがある ・術後通過障害，過敏性腸症候群，ガス疝痛
加味逍遙散（かみしょうようさん）	・神経質な更年期女性の軽度の便秘に用いる ・不定愁訴，不眠，抑うつ，ホットフラッシュ
六君子湯（りっくんしとう）	・慢性胃炎，FD，食欲不振，胃腸虚弱者の便秘
八味地黄丸（はちみじおうがん）	・高齢者，腰痛，下肢脱力感(胃は丈夫)

頻用生薬について

●大黄（だいおう）

・便秘には，大黄を含む漢方薬(大黄剤)の使用頻度が高い．
・タデ科のダイオウの根茎で，sennoside類などを含有する．
・sennoside類は経口投与されると大腸内嫌気性菌によって代謝され，真の活性物質(sennoside A → rhein anthrone)となり，これが大腸粘膜・筋層の神経叢を刺激して横行〜下行結腸の運動を亢進させ，内容水分の吸収を妨げて瀉下効果を発揮する．

大黄の下剤としての効果は個人差が大きい．

- 大黄にはまた抗菌作用，中枢作用など多彩な作用がある．
- 大黄の下剤としての作用は腸内細菌叢の変化の影響を受ける．江戸時代には赤痢に大黄が使用された．これはsennoside類の瀉下作用よりも，大黄の抗菌作用，タンニンの止瀉作用を利用したのである．
- 大黄単独で精神症状に用いた処方(将軍湯)もある(エキス製剤なし)．
- 大黄剤には，主として瀉下作用を目的とする処方(大黄甘草湯，調胃承気湯，大承気湯，桂枝加芍薬大黄湯，麻子仁丸，潤腸湯など)，および主として瀉下以外の中枢作用，抗炎症作用，抗菌作用，駆瘀血作用などを目的とする処方(大承気湯，桃核承気湯，大黄牡丹皮湯，大柴胡湯，三黄瀉心湯，茵蔯蒿湯，通導散など)がある．

● その他

- 芒硝は塩類下剤であり，大黄に併用されて瀉下作用を強める．
- 芍薬，地黄，柴胡，厚朴，山梔子，人参，膠飴などを含む漢方薬でも便秘が改善することがある．

古代の芒硝は硫酸マグネシウム．現代の芒硝には硫酸ナトリウムが用いられている．

大黄・芒硝を含む漢方製剤の例

処方名	大黄の含有量	芒硝の含有量
大黄甘草湯	4	
麻子仁丸	4	
桃核承気湯	3	0.9
三黄瀉心湯	3	
通導散	3	1.8
調胃承気湯	2	0.5
大承気湯	2	1.3
潤腸湯	2	
桂枝加芍薬大黄湯	2	
大黄牡丹皮湯	2	1.8
防風通聖散	1.5	0.7
大柴胡湯	1	
茵蔯蒿湯	1	
治打撲一方	1	
治頭瘡一方	0.5	
乙字湯	0.5	

大黄・芒硝の分量は代表的メーカー製剤の一日量中のグラム数．

一口メモ　便秘の民間療法

　便秘はありふれた症状のため民間療法が多い．民間療法は，ただ一種類の植物の実，葉，茎，根に煎じるなど簡単な加工を加えて用いるものである．

　大塚敬節の『漢方と民間薬百科』(主婦の友社，1977)によれば，アサ(実をつぶし，煎じて飲む)，アズキ(煮て食べる)，アンズ(未熟花の陰干しにハチミチをつけて食べる)，イタドリ(根を水で煎じて飲む)，エビスグサ(種子を水で煎じつめ，お茶がわりに飲む)，クコ(葉を煎じて飲む．クコ茶でもよい)，ゲンノショウコ(下剤で腹が痛む者．茎，葉の煎じ汁を飲む．エビスグサ，ドクダミを加えて煎じると効果が増す)，コンブ(朝食前に煮て食べる)，トウガン(冬瓜．実をかんぴょうのようにむき，陰干しにしたもの30ｇと，コンブの刻んだもの5㎜角とを混ぜて煎じて飲む)，ドクダミ(全草を煎じて飲む)，ニワトコ(葉の陰干しを煎じて飲む．生の葉を煮たものや，若芽の塩漬けを食べてもよい)，ハチミチ(老人の便秘には毎日飲むとよい)，ボケ(実を味噌汁に入れて毎日食べる)，モモ(種子を粉末にして毎日6～10ｇずつ飲む)などの民間療法があるという．このほか，玄米食，アロエの葉を食べる，プルーンを食べるなどもよくみられるものである．

　いずれも，どの程度有効なものかは実際に試みてみなければわからないが，いくつかは漢方薬と関連がある．たとえば，アサの実は麻子仁，アンズは種が杏仁で，両者ともに麻子仁丸に含まれる．エビスグサは決明子，ドクダミは十薬または魚腥草で，いずれも煎じ薬で漢方薬を用いる場合，便秘，痔疾などの患者に加えて用いられる．また，モモの種は桃仁で桃核承気湯などに含まれる．

7 痔疾・脱肛

頻用漢方薬

漢方薬	主たる使用目標
乙字湯*	・体質中等度の患者の軽症の痔疾に広く用いる ・軽度の肛門部痛，出血，残便感が続く例によい
桂枝茯苓丸*	・体質中等度の患者の軽症の痔疾に用いる ・下腹部抵抗圧痛（瘀血の圧痛）のあることが多い
大黄牡丹皮湯*	・体質中等度以上の患者の痔疾，肛門周囲炎に用いる ・肛門部痛，排便痛が強く，痛みで便秘する患者
当帰建中湯	・虚弱体質者で肛門部の痛みを主訴とする患者に使用 ・過敏性腸症候群傾向を認めることが多い ・やせ型，顔色不良，冷え症，腹部軟弱も目安
補中益気湯	・虚弱体質者で脱肛を主訴とする患者に使用 ・易疲労倦怠，食欲不振，下垂体質が目安 ・長期服用が必要，当帰建中湯と併用することあり

軽症の痔疾が適応．

補中益気湯も，脱肛が続く状態には効きにくい．手術後に投与するとよい．

*大黄製剤（下記）を併用するとよい処方
・植物性緩下剤である大黄を含む漢方薬．大黄の効果は用量依存性．
・大黄甘草湯，調胃承気湯，麻子仁丸，大承気湯，大黄牡丹皮湯，桃核承気湯，大柴胡湯，潤腸湯，乙字湯など．

痔出血を主とする場合に用いる漢方薬

漢方薬	主たる使用目標
芎帰膠艾湯	・痔出血を繰り返す患者 ・比較的虚弱，顔色不良，手足冷えなどを認める
三黄瀉心湯 黄連解毒湯	・鮮血を出血する場合に用いる．体質中等度 ・便秘があれば三黄瀉心湯，なければ黄連解毒湯

悪性腫瘍による出血との鑑別が重要なことは言うまでもない．

外用薬

漢方薬	主たる使用目標
紫雲膏	・軽症の痔疾一般にひろく外用する

8 肝疾患

漢方治療の適応と不適応

- 慢性肝炎，肝硬変（代償期）は，よい適応である．
- 脂肪肝は，食事療法を基本とし，漢方薬は補助的に用いる．
- 悪性腫瘍で手術不能例には QOL（quality of life）改善を目的に使用してもよい．
- 急性肝炎，慢性肝炎・肝硬変の急性増悪例，食道静脈瘤，肝性脳症などは，漢方治療の適応ではない．

漢方治療の考え方

- 漢方治療は，愁訴の改善を通じて QOL を高めることを目的とする．
- 愁訴と全身所見を参考に漢方処方を選択する．肝機能も参考にする．
- 愁訴の改善と肝機能改善とは一致しない場合が多いが，愁訴の改善に遅れて肝機能が改善する例もある．

肝疾患の頻用漢方薬

漢方薬	主たる使用目標
小柴胡湯（しょうさいことう）	・体格体質中等度の患者に最も頻用する ・症状所見に乏しい例，無自覚例 ・腹部に弾力あり，季肋部腹筋緊張（胸脇苦満）
柴胡桂枝湯（さいこけいしとう）	・やややせ型で神経質な患者 ・胸脇苦満（上述）と上腹部の腹直筋緊張が目安 ・消化性潰瘍，過敏性腸症候群の合併
加味逍遙散（かみしょうようさん）	・やややせ型の虚弱者 ・のぼせ，肩こり，不眠，抑うつなどの不定愁訴 ・更年期障害にも頻用
補中益気湯（ほちゅうえっきとう）	・体力が衰え，慢性的な疲労感を強く訴える患者 ・食後眠くなること，眼精疲労，寝汗も目安となる ・全身の筋肉弛緩し，腹部も軟弱
六君子湯（りっくんしとう）	・〈胃腸虚弱〉で上腹部不定愁訴を伴う患者 ・食欲不振，悪心，胃もたれ，胸やけ，食後倦怠感 ・腹部軟弱，心窩部拍水音

小柴胡湯には炎症の抑制（GOT, GPT 値改善），肝線維化の抑制（Ⅳ型コラーゲン-7S 値改善），および慢性肝炎・肝硬変からの肝癌発症抑制という効果があると考えられている．

漢方治療の実際

◆慢性肝炎・代償期肝硬変

- インターフェロン療法などの適応以外は，漢方薬のよい適応である．
- 一般に基本処方をまず用いる．これで一定の改善を認めた場合でも，もし愁訴が残る者には補助的に他の漢方薬を併用する．
- 慢性肝炎には，小柴胡湯およびその類縁処方が頻用される．
- 小柴胡湯は，肝硬変，肝癌，および肝硬変が疑われる例では禁忌．
- 神経質でストレス性胃炎を伴う慢性肝炎の例には柴胡桂枝湯を用いる．この場合も間質性肺炎に留意したほうが安全である．
- 虚弱で，疲労倦怠が強い場合には，補中益気湯を用いる．
- 栄養状態の悪いやせた者，内臓下垂体質者で，慢性胃炎，FD（functional dyspepsia）を伴う患者には六君子湯を用いる．
- クモ状血管腫，手掌紅斑，痔疾患，細血管の増生所見，舌暗紫色化，下腹部の抵抗圧痛（瘀血の腹証），手足の冷えを認める場合には，上記に加えて，体質中等度以上には桂枝茯苓丸，以下には当帰芍薬散を併用する．
- 浮腫傾向，口渇，尿量減少を認める場合には，五苓散または茵蔯五苓散を併用する．
- 便秘がちな例では，茵蔯蒿湯を併用または単独で用いる．

> 肝硬変患者が，「夜間足がつる」という場合，芍薬甘草湯エキス1包を就寝前に服用させる．通常，即効がある．

◆脂肪肝

- 食事療法が基本である．特に肥満を伴う例では必須である．
- 漢方薬には減量効果はほとんどない．
- 上記の注意を守ったうえで，肥満傾向のある例には大柴胡湯，そうでない例には小柴胡湯を用いる．

> 脂肪肝は減量が原則．

◆アルコール性肝障害

- 禁酒が基本である．禁酒しない場合には効果はない．
- 禁酒後であれば，何らかの愁訴が残る例や肝機能障害が持続する例には漢方治療を試みてもよい．
- 漢方薬の選択は慢性肝炎の場合に準ずる．

> アルコール性肝障害は禁酒が原則．

経過観察と効果判定について

- 検査所見上,肝機能が早期に改善する例は少ない.
- 自覚的な随伴症状が軽快した場合には,他覚的症状や検査所見の早期の改善がなくても,2〜3か月程度は同じ漢方薬を投与して経過を観察する.
- 長期服用により,「かぜをひきにくくなった」,「疲れにくくなった」と言いだす患者は少なくない.この場合も,肝機能所見の改善はなくても,しばらく同じ漢方薬を投与して経過観察したほうがよい.

小柴胡湯などの漢方製剤使用上の注意

㊟ 小柴胡湯は,肝硬変,肝癌の患者,および慢性肝炎で血小板数10万/mm³以下の患者(肝硬変が疑われる)には禁忌である.慢性肝炎における肝機能障害で血小板数15万/mm³以下の患者は,肝硬変に移行している可能性があり,慎重に投与すべきである.

㊟ 小柴胡湯とインターフェロン製剤との併用は,副作用の間質性肺炎の発生頻度が高まるとされ,禁忌である.併用でなくても,いずれか一方を用いた後に他方を用いるときには数か月程度あけることが望ましいとする説がある.

㊟ 小柴胡湯,柴朴湯,柴苓湯,柴胡桂枝湯,柴胡桂枝乾姜湯,大柴胡湯,半夏瀉心湯には,間質性肺炎,薬剤性肝障害,アレルギー性と推定される膀胱炎症状などの副作用報告がある.

㊟ 防風通聖散などにも薬剤性肝障害の報告がある.

→ p.20「5. 漢方薬使用上の留意点」

小柴胡湯による間質性肺炎の発生頻度は約25,000人に1人とされる.

9 胆・膵疾患

漢方治療の適応と不適応

- 胆道ディスキネジーはよい適応．
- 胆嚢結石，胆嚢炎軽症例で通常の治療に併用して有用な場合がある．
- 慢性膵炎代償期には症状軽減に有用な場合がある．
- 総胆管結石，胆管炎，胆石嵌頓および急性胆嚢炎には用いない．
- 急性膵炎，慢性膵炎の急性増悪には用いない．
- 慢性膵炎非代償期には効果は少ない．
- 悪性腫瘍への効果はない．

> 漢方治療は胆嚢ポリープには無効．

頻用漢方薬

漢方薬	主たる使用目標
柴胡桂枝湯（さいこけいしとう）	・体質中等度〜やや虚弱な患者に最も頻用される ・疼痛を主訴とする例に用いる ・季肋部腹筋緊張（胸脇苦満＋腹直筋攣急） ・胆石症，胆道ディスキネジー，慢性膵炎に応用
大柴胡湯（だいさいことう）	・体質中等度以上で頑健な肥満者に用いる ・上腹部全体の腹筋緊張が強い（強い胸脇苦満） ・便秘する患者に用いる ・便秘していなくても服用後下痢しなければ用いる ・胆石症に用いる ・茵蔯蒿湯と併用すると効果的
四逆散（しぎゃくさん）	・体質中等度以上で便秘傾向のない患者に用いる ・腹壁が厚く両側上腹部と腹直筋が緊張（胸脇苦満） ・過敏性腸症候群を併発し，下痢する患者にも用いる ・胆石症，胆道ディスキネジー，慢性膵炎に応用
芍薬甘草湯（しゃくやくかんぞうとう）	・胆石発作時などに疼痛を寛解する目的で用いる ・体質体格にはこだわらず，頓服する
茵蔯蒿湯（いんちんこうとう）	・胆石症で胆汁分泌促進作用を期待して用いる ・大柴胡湯，小柴胡湯，柴胡桂枝湯などに併用する ・植物性緩下剤である大黄を含むので注意が必要

→ p.20

⑩ 術後の諸症状

漢方治療の適応と不適応

- 術後の体力低下（疲労倦怠，無力感，脱力感）は，よい適応である．
- 術後の消化管通過障害による腹部膨満，腹痛，便秘もよい適応．
- 術後の諸種の不定愁訴に漢方薬が有効なことがある．

頻用漢方薬

漢方薬	主たる使用目標
補中益気湯	・術後の体力低下（疲労倦怠，無力感，脱力感） ・胃症状（悪心，食欲不振）消失後の第一選択 ・食後に眠い，寝汗，微熱，元気がないなどが目標 ・消化管手術後のみならず，外科的侵襲後に頻用 ・悪性腫瘍の術後，化学療法中に用いる機会が多い
六君子湯	・術後消化機能低下（食欲不振，悪心，胃もたれ） ・経口摂取可能となった段階の胃症状に第一選択 ・胃切除後のダンピング症候群，不定愁訴によい ・消化管手術後の下痢に有効な例あり ・補中益気湯，十全大補湯で胃腸症状をきたす患者
十全大補湯	・貧血傾向があり疲労倦怠の強い例 ・悪性腫瘍の化学療法中に併用するとよい ・消化管手術後などで胃腸障害のある患者には用いない
四君子湯	・顔色不良で栄養状態の悪い患者 ・食欲不振，嘔気，四肢倦怠，脱力感，手足冷え ・他剤で胃腸障害の起こる例
桂枝加芍薬湯	・腹痛，腹部膨満，下痢または便秘，テネスムス ・術後通過障害，サブイレウス状態に使用
大建中湯	・腹部膨満顕著，ガス疝痛，蠕動不穏 ・術後通過障害に桂枝加芍薬湯と併用
半夏厚朴湯	・消化管術後の腹部不定愁訴，腹部膨満感に使用 ・げっぷなど胃症状があれば茯苓飲合半夏厚朴湯

消化管手術後には，大建中湯を用いる機会が多い．

大建中湯を消化管手術後に用いると，退院までの日数が減少するとされる．

4 内分泌・代謝疾患

① 内分泌・代謝疾患 総論

内分泌・代謝領域における漢方治療の適応と不適応

◆内分泌疾患
- 漢方薬には，何らかのヒトホルモンを含むものはない．したがって，内分泌腺機能の低下症では，通常のホルモン補充療法が前提となる．

●**甲状腺疾患**
- 甲状腺機能亢進症，甲状腺機能低下症に併用療法として補助的に用いた場合，一定の有用性があるとされる．
- 慢性甲状腺炎については定説がない．

◆代謝疾患
●**肥満症**
- 有効率は低い．ときに若干の体重減少をみる例がある程度である．

●**やせ症**
- 単純性やせは，よい適応である．
- 症候性の場合には原疾患による．

●**糖尿病**
- 明らかな血糖降下作用のある漢方薬はない．
- 食事療法，運動療法，経口血糖降下剤，インスリン製剤などに併用することが基本である．
- 合併症の治療あるいは進展の抑制を目的として使用する．
- 患者の自覚症状を改善し，生活の質を高める目的で使用する．

●**脂質異常症**
- 評価は定まっていない．
- 大柴胡湯などに抗高脂血症作用を認める報告がある．

●**痛風・高尿酸血症**
- 痛風発作時の疼痛軽減には，ほとんど有用性はない．
- 尿酸代謝に影響を与えるか否かは不明である．

② 漢方治療の実際

肥満症

●**大柴胡湯**（だいさいことう）

- 肥満者の高血圧症，胆石症，脂肪肝などに有用とされる．
- 皮下脂肪全体が厚く，骨格筋の発育が良好で腹筋も厚く弾力的であり，強い胸脇苦満（きょうきょうくまん）(季肋部の腹筋が硬く緊張)を認める患者に使用する．
- 猪首で，汗かき，暑がりが多い．肩こり，便秘傾向を伴う例が多い．

副作用→ p.20

●**防已黄耆湯**（ぼういおうぎとう）

- 虚弱体質者(虚証)の肥満者に用いる．
- 色白で肉が軟らかく，俗に水太りと称される体質者である．
- 変形性関節炎で膝関節痛などを訴える場合によい．
- 易疲労，多汗，下肢浮腫などのある例が多い．
- 肥満した中年女性に頻用する．

●**防風通聖散**（ぼうふうつうしょうさん）

- 肥満者の便秘，皮膚症状に用いる．太鼓腹が目標．

やせ症

- やせに伴う胃下垂，胃痛，胃部不快感，消化不良，下痢，便秘などの消化器症状，易疲労感，冷え症，月経障害などに対して漢方治療が有用である．
- 諸症状の改善に伴って，体重が徐々に増加する例は少なくない．
- 人参を含む漢方薬を用いる機会が多い．

●**六君子湯**（りっくんしとう）

- 軽微なやせで，慢性胃炎あるいは FD（functional dyspepsia）に用いる．
- 食欲不振，食後に眠い，心窩部のつかえ感，膨満感，もたれ，ときに嘔気(悪心)などの訴えが多い．
- 腹部は軟らかく，心窩部拍水音を認める．

●**人参湯**（にんじんとう）

- 高度のやせ型で，胃下垂顕著な無力性体質者，胃腸機能低下の著しい虚弱体質に用いる．
- 血色不良，手足の冷え，低体温傾向，食欲不振，胃痛，もたれ，口にうすい唾がたまる，軟便下痢傾向などを認める．

高度のるいそうの第一選択は人参湯．下痢傾向があれば真武湯を併用する．

- 腹筋の緊張が弱く，心窩部拍水音が顕著．腹筋自体は薄いが，全体に硬く緊張しているものもある．

● 小建中湯（しょうけんちゅうとう）
- やせ型で，過敏性腸症候群の傾向のある患者に用いる．
- 血色不良で体力低下し，疲労倦怠（動悸・息切れ），腹痛（反復性臍疝痛）を訴える例が多い．
- 腹直筋緊張が著明な例が多いが，腹部軟弱無力の患者もある．
- 虚弱児の体質改善に頻用する．

● 真武湯（しんぶとう）
- るいそう高度の虚弱体質者（虚証）に用いる．
- 新陳代謝低下（陰証）し，青白い顔色で低体温傾向がある．
- 易疲労倦怠感（極端な場合は寝ていたがる），脱力感，冷え，低血圧傾向，めまい感，下痢傾向（ときに兎糞便秘）などを認める．
- 腹壁が薄く心窩部拍水音を認める．全体に軟弱な場合と，腹筋が薄く突っ張ったように緊張する場合とがある．
- 高齢者が多い．

糖尿病

◆ 現代の糖尿病治療における漢方について
- 一般に漢方薬に十分な血糖降下作用を期待することはできない．
- したがって血糖値の改善に関しては，食事療法および運動療法が基本であり，病態に応じて西洋医学的な基準に基づく経口糖尿病薬やインスリン製剤の使用が必要である．

◆ 漢方治療の役割
- 漢方治療の役割は，患者のQOLの改善が目的となる．
- 糖尿病およびその合併症においてみられる諸症状の緩和，あるいは合併症所見の改善を目的とする．

◆ 三大合併症に対する漢方治療
● 糖尿病性神経障害（末梢神経障害，自律神経障害）
- 難治であり，ときに有用な例がある程度である．
- neuropathic foot（下肢の脱力感，しびれ感などの知覚異常）には，牛車腎気丸（ごしゃじんきがん），桂枝加朮附湯（けいしかじゅつぶとう）などを用いる．

●糖尿病性腎症
・牛車腎気丸，柴苓湯（さいれいとう）などが試みられているが，なお検討の余地がある．

●糖尿病性網膜症
・漢方治療の効果は不明である．

◆その他の合併症・自覚症状に対する漢方治療
・口渇，多尿，多飲には，八味地黄丸，牛車腎気丸，白虎加人参湯（びゃっこかにんじんとう）などが使用される．高浸透圧状態の有無によらず，ときに自覚症状の顕著な改善をみる例がある．

◆頻用漢方薬
●八味地黄丸（はちみじおうがん）・牛車腎気丸（ごしゃじんきがん）
・糖尿病性末梢神経障害に頻用される．
・体質中等度〜やや肥満傾向のある中年以後の患者に用いる．
・特に高齢者に使用頻度が高い．
・腰痛，足が重い，ころびやすい，頻尿，排尿困難，尿失禁，腎機能低下傾向，性機能低下傾向（陰萎など），手足のほてり，冷え，口乾，口渇，下肢の浮腫などを目標とする．
・腹部では，下腹部正中の腹筋緊張減弱（小腹不仁（しょうふくふじん），p.16），腹直筋が恥骨付近で突っ張る（小腹弦急（しょうふくげんきゅう），p.18），下腹全体が軟弱（小腹軟（しょうふくなん））のいずれかを認めることが多い．上腹部の腹壁は比較的厚く弾力がある．
・坐骨神経痛，前立腺肥大症，白内障などを合併することが多い．

●白虎加人参湯（びゃっこかにんじんとう）
・強い口渇，多飲，多尿を目標に使用される．
・血糖値改善後も口渇の強い例に用いる．
・古典的な使用法は，高血糖による症状に用いたものであり，現在では使用機会は少ないであろう．

●桂枝加朮附湯（けいしかじゅつぶとう）
・やせ型で虚弱，冷え症の患者の末梢神経障害に用いる．
・手足の痛みやしびれ，足の筋肉がつるなどの訴えがある例が多い．
・腹壁は軟弱または薄く緊張し，心窩部拍水音のある例が多い．
・牛車腎気丸で胃腸障害を起こす例に用いる．

糖尿病患者が「毎晩足がつる」という場合，芍薬甘草湯エキス1包を就寝前に常用させる．即効がある．

脂質異常症

- 漢方治療を行う際には，一般的な食事療法・運動療法は必須である．特に肥満者では減量が必要である．
- 大柴胡湯による高コレステロール血症改善，高トリグリセリド血症改善，低HDLコレステロール血症改善効果，防風通聖散による高コレステロール血症改善，高トリグリセリド血症改善の効果，桂枝茯苓丸による高トリグリセリド血症改善の効果などの報告がある．
- 非家族性軽症例には漢方薬を試用してもよいと思われる．
- 家族性複合型高脂血症と二次性高脂血症は，漢方薬のみでは無理である．しかし，脂質異常症の大部分は，漢方薬のみでの治療は難しいと思われる．
- 試みに用いるとすれば大柴胡湯などの柴胡剤を用いる機会が多い．

甲状腺機能亢進症

- 抗甲状腺剤との併用が原則となる

●炙甘草湯

- 動悸と不整脈とを目標とするが，動悸だけの場合にも用いる．
- 易疲労，手足の不快なほてり感，口乾などがあり，皮膚は乾燥気味で栄養状態の悪いことが多い．
- 服用後に下痢などの胃腸障害が起これば中止する．

●当帰芍薬散

- 体質体格中等度ないしやや虚弱で，血色が悪く，手足や腰が冷えやすい，むくみやすい（朝，眼瞼浮腫や指が握りにくい感じがあり，夕方，下肢がむくむという患者．舌の歯痕を認めることが多い）という患者に用いる．
- 若い女性に使用する機会が多い．月経痛，月経不順，めまい感，頭痛，腰痛などを伴うこともある．

5 腎疾患

① 腎疾患　総論

- 漢方医学の古典において，腎疾患の症状と解釈できるのは浮腫だけである．腎疾患の漢方治療は伝統的方法論だけではむずかしい．
- 近年，腎炎，ネフローゼ症候群，糖尿病性腎症などに対する漢方治療の有効性が検討されている．

腎疾患に関連する漢方的概念

●水毒と利水剤

- 腎疾患治療において重要な漢方的概念は，"水毒"(p.106)と"利水剤"．
- 水毒とは，ただちに腎性浮腫ではなく，体内における水分代謝全般の異常をいい，以下のような症候を呈する病態である．

> 腎性浮腫と水毒とは同一ではない．

水毒の一般的徴候

- 朝の眼瞼浮腫感や手指を握りにくい感じ
- 舌が浮腫状で辺縁に歯痕を認めること(歯痕舌)
- 胃液が多量に貯留している徴候(心窩部拍水音)
- 尿量の異常(減少または過多)

> 腎性浮腫自体も，水毒の一徴候と理解される．

水毒に一般的に使用される漢方薬(利水剤)

五苓散	八味地黄丸	柴苓湯
牛車腎気丸	当帰芍薬散	

> いずれも腎疾患において使用頻度が高いものである．

漢方治療の適応と不適応

① 腎炎，ネフローゼ症候群

- 臨床病型としては，ネフローゼ症候群，IgA腎症を中心とする慢性腎炎が適応とされる．
- 組織病型としては微小変化群(特に若年性)に有用例が多いとされる．増殖性，膜性変化にも適応があるとされる．
- 腎機能軽度障害例が適応となり，高度障害例では適応が少ない．
- 無症候性蛋白尿，血尿の改善に有用な場合がある．

② 糖尿病性腎症(初期)
- 漢方薬には明らかな血糖降下作用はない．通常の治療に併用が原則．
- 初期の microalbuminuria の段階から使用した際に，病状進展を遅らせる可能性が検討されている．

③ 透析療法中の全身状態維持改善
- 透析患者の一般的体力低下や免疫能低下を補う目的で使用される．

④ その他
- 高齢者の腎障害，長年の高血圧症に続発してきた腎障害なども，漢方治療の比較的よい適応である．

2 漢方治療の実際

●腎炎，ネフローゼ症候群，無症候性血尿・蛋白尿
- 柴苓湯が第一選択となる．
- 柴苓湯無効で，顔色不良，手足冷え，軽度浮腫を呈する例には，当帰芍薬散を用いる．
- 反復性扁桃炎が増悪因子となると思われる例には，小柴胡湯，小柴胡湯加桔梗石膏を使用する．
- 虚弱児には，補中益気湯，小建中湯などを考慮する．

●糖尿病性腎症
- 牛車腎気丸が第一選択となる．特に末梢神経障害のある例はよい適応である．八味地黄丸でも同等の効果が得られる．

●腎機能不全，透析合併症
- 大黄製剤に BUN などの低下作用があるとの報告もあるが，明らかな腎機能改善効果はなく，透析療法の代用はできない．
- 透析時の不均衡症候群には，五苓散，柴苓湯を試みる．
- 全身状態改善や胃腸機能賦活には，補中益気湯，十全大補湯などを用いる．
- 透析患者の皮膚瘙痒には，当帰飲子が奏効する場合がある．

●高齢者の腎障害，良性腎硬化症など
- 高齢者の夜間頻尿には，八味地黄丸，牛車腎気丸が頻用される．
- 〈胃腸虚弱〉者には，真武湯，十全大補湯などを考慮する．

●その他
- 産後に蛋白尿，高血圧などが持続する例には当帰芍薬散を用いる．

透析中のこむらがえり，筋攣縮には起こったときに芍薬甘草湯を頓服として用いる．

頻用漢方薬の使用法

◆体質・体格中等度の患者の場合

柴苓湯（さいれいとう）	・腎炎，ネフローゼ症候群，無症候性血尿・蛋白尿の第一選択である ・ステロイド剤と併用することがある ・いわゆる胸脇苦満を認めることが多いが，拘泥する必要はない ・比較的若年層〜壮年期に用いることが多い ・顕微鏡的血尿の顕著な例では，柴苓湯に黄連解毒湯を併用すると，有効な場合がある
八味地黄丸（はちみじおうがん）	・高齢者の慢性腎炎で軽度腎障害のある例が適応 ・一定の利尿作用を有する ・腰痛，前立腺肥大症状，足腰の衰えなどを伴う ・下腹部軟弱(小腹不仁)を認める例が多い 注 胃腸障害を起こせば中止する
牛車腎気丸（ごしゃじんきがん）	・八味地黄丸に消炎鎮痛および利尿作用をもつ牛膝と車前子とを加えた処方である

柴苓湯は腎炎・ネフローゼ症候群の第一選択．
副作用：間質性肺炎に注意→ p.20

◆虚弱体質者の場合

五苓散（ごれいさん）	・腎炎，ネフローゼ症候群の初期で，口渇，尿量減少，浮腫を目標に用いる ・歴史的には，急性腎炎に使用された
当帰芍薬散（とうきしゃくやくさん）	・慢性腎炎の軽度浮腫傾向，軽度蛋白尿に用いる ・腰以外の冷え，顔色不良を認めることも目標 ・月経異常を伴う女性に使用する機会が多い ・妊娠中毒症の後遺症にも用いる ・軽度貧血傾向を伴う場合もある ・膠原病性の腎障害にも試用されることがある
補中益気湯（ほちゅうえっきとう）	・腎炎，ネフローゼ症候群で，疲労倦怠の強い患者 ・感冒に罹患しやすく，寝汗，食後の倦怠感と嗜眠傾向などを伴うことが目標となる ・虚弱児のネフローゼ症候群で柴苓湯無効例に用いる
十全大補湯（じゅうぜんたいほとう）	・慢性腎炎で貧血傾向が出てきた例に試用する ・体力栄養状態が低下し，皮膚粘膜の乾燥萎縮傾向を認めることが多い

漢方薬使用上の注意

◆麻黄剤による腎血流量低下の可能性

注 麻黄（まおう）に含まれるプソイドエフェドリンには鎮痛抗炎症作用があるが，非ステロイド系抗炎症剤と同様に，プロスタグランジン生合成阻害作用が想定され，腎血流量を低下させて腎機能を悪化させる可能性がある．

注 麻黄を含む漢方薬には，葛根湯（かっこんとう），小青竜湯（しょうせいりゅうとう），越婢加朮湯（えっぴかじゅつとう），麻杏甘石湯（まきょうかんせきとう）などがあり，高齢者，腎障害のある患者では注意が必要である．

高度腎障害時には麻黄剤（左記）は特に慎重に投与する必要がある．

◆電解質

① ナトリウム

注 芒硝（ぼうしょう）は硫酸ナトリウムであり，ナトリウム貯留を避ける必要のある患者では慎重な投与が必要となる．

注 芒硝を含む漢方薬には，調胃承気湯（ちょういじょうきとう），大承気湯（だいじょうきとう），桃核承気湯（とうかくじょうきとう），大黄牡丹皮湯（だいおうぼたんぴとう），防風通聖散（ぼうふうつうしょうさん），通導散（つうどうさん）などがある．

② カリウム

注 漢方薬には，微量のカリウムが含まれ，高カリウム血症では，注意が必要である．

このほか，甘草による偽アルドステロン症，ミオパチーに注意．
→ p.21

西洋医薬との使い分け・併用

注 ステロイド剤と柴苓湯はしばしば併用され，ステロイド作用増強効果，副作用軽減効果，離脱促進効果などがあるとされる．

注 甘草を含む漢方薬と利尿剤との併用の際は，低カリウム血症に注意．

→ p.23, 24

参考文献

1) 山口直人ほか：糸球体腎炎の薬物療法の進歩．診断と治療 79：1653-1660, 1991.
2) 成田光陽，青柳一正：慢性腎炎，ネフローゼ症候群．内科 67：666-673, 1991.
3) 青柳一正，成田光陽：和漢薬と活性酸素．腎と透析 26（suppl.）：25-29, 1989.
4) 田代真一：柴胡剤と抗炎症作用とステロイド様作用．腎と透析 26（suppl.）：30-33, 1989.
5) 西山敬介：慢性腎炎．腎と透析 26（suppl.）：82-86, 1989.
6) 田代真一：五苓散の利水作用．腎と透析 26（suppl.）：34-37, 1989.
7) 長沢俊彦：慢性糸球体腎炎，ネフローゼ症候群に対する漢方製剤（柴苓湯：TJ-114）の臨床効果—多施設研究会報告—．Progress in Medicine 11（7）：1960-1968, 1991.
8) 伊藤克己ほか：ラットピューロマイシン・アミノヌクレオシド腎症における柴苓湯の活性酸素に与える効果．腎と透析 30（2）：139-143, 1991.
9) 坂本信夫，佐藤祐造ほか：糖尿病性神経障害の東洋医学的治療—牛車腎気丸とメコバラミンの比較検討—．糖尿病 30（8）：729-737, 1987.
10) 会田 薫ほか：漢方薬のラットレンズ aldose reductase およびヒト赤血球中 sorbitol 蓄積に対する影響．ホルモンと臨床 33：1163-1167, 1985.
11) 花輪寿彦：腎疾患総論（漢方治療のABC）．日本医師会雑誌 108（5）：100-101, 1992.

6 泌尿器疾患

1 泌尿器疾患　総論

泌尿器領域における漢方治療の適応と不適応

●**漢方治療が優先できる領域**
- 尿路不定愁訴（尿道症候群，前立腺炎様症候群を含む）
- 性機能障害

●**漢方治療を積極的に試みてよい領域**
- 前立腺肥大症
- 男性不妊症（その原因の一つである精索静脈瘤）
- 各種尿路線維化疾患（形成性陰茎硬化症，後腹膜線維化症など）
- 尿失禁（膀胱機能障害を含む）　など

●**西洋医学的治療との併用が試みられる領域**
- 悪性腫瘍手術不能例（転移性腎癌など）

●**西洋医学的治療に補助的に用いる領域**
- 遷延化した亜急性〜慢性尿路感染症（前立腺炎を含む）
- 尿路結石症
- 腎下垂　など

●**西洋医学的治療が必然的に優先される領域**
- 手術適応例（悪性腫瘍，前立腺肥大症，腹圧性尿失禁など）
- 急性尿路感染症
- 急性尿閉

2 漢方治療の実際

尿路結石

●**猪苓湯（ちょれいとう）**
- 下部尿路結石に用いる．
- 痛みを緩和する必要がなく，早期排石を期待する場合．

●**清心蓮子飲（せいしんれんしいん）**
- 〈胃腸虚弱〉で神経質な患者（多くはやせ型）．
- 猪苓湯などで胃腸障害を訴える患者．
- 疝痛発作が頻繁に起これば，芍薬甘草湯と併用する．

> 猪苓湯と少量の芍薬甘草湯を併用するとよい．
> 芍薬甘草湯には筋攣縮を緩める作用がある．

尿失禁

●**八味地黄丸（はちみじおうがん）・牛車腎気丸（ごしゃじんきがん）（＋芍薬甘草湯）**
- 腹圧性，切迫性，反射性を問わず，尿失禁一般に用いる．
- 腰痛，下肢筋力低下など，下半身の衰弱の徴候がある．
- 〈胃腸丈夫〉な患者．

●**補中益気湯（ほちゅうえっきとう）**
- 腹圧性尿失禁に用いるとされる．
- 虚弱体質，疲労倦怠感，腹部軟弱無力，心窩部拍水音など．
- 弛緩性体質で脱肛などを伴う患者によい．

●**清心蓮子飲**
- 腹圧性尿失禁に用いるとされる．
- 虚弱体質，神経質，心窩部拍水音，冷え症など．

●**小建中湯（しょうけんちゅうとう）**
- 小児の切迫性尿失禁によい．
- 夜尿症にも用いる．
- 虚弱児で過敏性腸症候群の傾向をもつ患者が適応．

> 〈胃腸丈夫〉な例では八味地黄丸が第一選択．

尿路不定愁訴

◆**プロスタトディニア（前立腺炎様症候群あるいは前立腺症）**
- 慢性前立腺炎と同様の症状（会陰部不快感，頻尿，排尿痛など多彩）があるが，前立腺圧出液などで白血球などの炎症所見がないもの．

A.〈胃腸丈夫〉(中肉〜肥満型)

●八味地黄丸・牛車腎気丸
・排尿遷延,残尿感,夜間頻尿,会陰部不快,尿失禁を訴える患者に用いる.
・腰痛,転びやすい,下肢筋力低下を伴うことが多い.
・下腹部軟弱,下腹正中部筋緊張減弱,臍下白線触知などを認める.

> 八味地黄丸または牛車腎気丸に桂枝茯苓丸を併用するとよい例がある.

●猪苓湯合四物湯
・慢性の残尿感,頻尿,排尿痛などを認める例に用いる.
・顔色不良で手足の冷えを伴うことが多い.
・腰痛,下肢筋力低下,下腹部筋緊張減弱などはない.

●竜胆瀉肝湯（りゅうたんしゃかんとう）
・排尿痛,排尿時熱感,頻尿,残尿感などを訴える患者に用いる.
・腰痛,下肢筋力低下,手足の冷えなどはなく,顔色良好.

●柴胡加竜骨牡蛎湯（さいこかりゅうこつぼれいとう）
・尿路不定愁訴を訴え,心気症傾向,神経症傾向が強い患者に用いる.
・体格栄養状態は良好.

B.〈胃腸虚弱〉(中肉〜やせ型)

●清心蓮子飲
・慢性の残尿感,頻尿,排尿痛を訴える患者に用いる.
・やせ型の虚弱体質,神経質,心窩部拍水音,冷え症など.

●当帰四逆加呉茱萸生姜湯（とうきしぎゃくかごしゅゆしょうきょうとう）
・頻尿,排尿痛,残尿感を訴える患者に用いる.
・末梢循環障害(手足の冷え・しもやけ)が強い.

●猪苓湯
・膀胱炎,尿道炎に類似した症状を訴える患者に用いる.

●桂枝加竜骨牡蛎湯（けいしかりゅうこつぼれいとう）
・やせ型で,心気症,神経症傾向が強い患者に用いる.

男性不妊症

●乏精子症
・八味地黄丸(前記参照).
・補中益気湯(高度の肥満,のぼせ症,赤ら顔の患者を除く).

●精索静脈瘤
・桂枝茯苓丸（けいしぶくりょうがん）(中肉中背の患者).
・当帰四逆加呉茱萸生姜湯(やせ型で手足の冷える患者).

勃起障害

◆漢方治療の対象
・器質的障害のうち軽度血流障害によるもの．
・心因的な機能障害によるもの．

◆頻用漢方薬（カウンセリングと並行して投与）

●柴胡加竜骨牡蛎湯
・神経症，心気症傾向のある患者．
・比較的栄養状態良好．

●桂枝加竜骨牡蛎湯
・神経症，心気症傾向のある患者．
・比較的栄養状態不良（やせ型）．

●八味地黄丸・牛車腎気丸
・老年期で下半身の衰えた患者（腰痛，転びやすいなど）．
・〈胃腸丈夫〉な患者．

●補中益気湯
・上記無効な〈胃腸虚弱〉者．

> 漢方薬を強精強壮剤として健常者が用いても効果はない．

前立腺肥大症

●八味地黄丸・牛車腎気丸
・〈胃腸丈夫〉な患者では，第一選択．
・四物湯，桂枝茯苓丸，大黄牡丹皮湯などと併用してよい場合もある．

●猪苓湯・猪苓湯合四物湯
・八味地黄丸，牛車腎気丸では胃腸障害が出るときに用いる．

●清心蓮子飲
・〈胃腸虚弱〉で他剤の服用に耐えられない患者に用いる．

尿路感染症

●猪苓湯
・膀胱刺激症状の現れたときの第一選択とされる．
・抗菌剤との併用により，相乗効果が期待できる．
・作用発現は，抗菌剤よりも早いことがある．

> 抗生物質使用を優先する．
> 反復再発例．
> 抗生質の副作用の著しい例に，漢方治療を試みる．

●猪苓湯合四物湯

・慢性再発性膀胱炎に用いる．

・顔色不良で，足先の冷えを訴える例によい．

・顕微鏡的血尿以外に特別の所見のない患者にも使用する．

●八味地黄丸

・慢性再発性の例に用いる．

・尿失禁，残尿，腰痛症，老人性腟炎などを伴うことが多い．

・いわゆる下半身の老化に用いる処方．

・〈胃腸虚弱〉者では消化器障害を起こしやすい．

●清心蓮子飲

・やせ型，胃下垂顕著で神経質な患者に用いる．

・慢性症状(残尿感，排尿時不快感など)に用いる．

・再発性の患者にもよい．

・猪苓湯合四物湯や八味地黄丸で胃腸障害を起こす患者．

●竜胆瀉肝湯（りゅうたんしゃかんとう）

・急性期～亜急性期で，炎症症状の強い例に用いる．

・栄養状態良好で〈胃腸丈夫〉な患者(実証)である．

・猪苓湯の無効な例に使用するとよいことがある．

線維化疾患

・難治性線維化疾患(放射線性，出血性膀胱炎，形成性陰茎硬化症，後腹膜線維化症など)には，小柴胡湯（しょうさいことう），柴苓湯（さいれいとう）などの柴胡剤がよいとされる．

参考文献
1) 石橋　晃：泌尿器科．漢方医学テキスト・治療編．p.227～241, 医学書院, 1995．

7 精神・神経疾患

① 精神・神経疾患　総論

漢方治療の適応と不適応

●漢方薬が適応となる例
- いわゆる不定愁訴・自律神経失調症(身体表現性障害；ICD10)
- 不安抑うつ状態(軽症例)
- 睡眠障害(軽症例)
- 心身症傾向の強い常習頭痛，めまいなど

●漢方薬が不適応となる例
- どの疾患でも急性例・重症例
- 統合失調症
- 双極性障害(躁うつ病)
- てんかん
- 強迫神経症

> 漢方薬単独で有効なのは軽症例である．中等症以上では西洋医薬を優先する．精神安定剤，抗うつ剤などで一定の効果を得ても，なお十分でない場合に，漢方薬併用の意義がある．

漢方治療の考え方

●心身相関
- 心と身体は不可分("心身一如")として心身相関を重視．

●"気うつ"と"気虚"
- "気"は，一種の生命エネルギーとされ，気力，気を使う，気が短い，気うつなどの用法がある．
- 気うつは抑うつ状態に近く，半夏厚朴湯，香蘇散などの適応病態である．
- "気虚"は，無気力，虚弱体質などの意に近く，四君子湯，補中益気湯，六君子湯などの適応病態である．

●"瘀血"
- 月経周期や妊娠出産などと関連して起こる精神症状には，瘀血の考え方の当てはまるものが多い．
- 月経前緊張症，産褥神経症などであり，俗にいう"血の道"も該当する．
- これは，加味逍遙散，桃核承気湯，女神散などの適応病態である．

頻用漢方薬

●加味逍遙散
- 女性の性周期（更年期など）に関連して起こる精神症状に用いる
- 不安抑うつ状態，自律神経失調症（身体化障害）などにより，いわゆる不定愁訴を呈する例が適応．
- 逆上感，動悸，発汗，肩こり，身体動揺感，睡眠障害などを訴える．

> 更年期不定愁訴には加味逍遙散が頻用される．

●抑肝散・抑肝散加陳皮半夏
- イライラして怒りっぽく，動悸や不眠を訴える患者に用いる．
- やせ型で，やや虚弱な患者が多い．
- 抑肝散加陳皮半夏は，上記に加え，〈胃腸虚弱〉で動悸の強い患者．

> 焦燥感が強く怒りっぽい患者には抑肝散．

●半夏厚朴湯
- 不安抑うつ状態に用いる．
- 咽喉頭異常感症（のどのつまる患者）に頻用．

> のどのつまる患者には半夏厚朴湯．

●柴胡加竜骨牡蛎湯
- 体格頑健で，神経質，心気的な患者に用いる．
- 抑うつ気分，動悸を主とし，ときにイライラ感，肩こり，胸部不快，不眠を伴う．

●黄連解毒湯
- 血色がよく，体格良好な患者で，興奮，不穏傾向のある場合に用いる．

2 常習頭痛

漢方治療のポイント！

❶ まず器質的疾患（脳腫瘍，脳出血，硬膜外血腫，眼性など）による頭痛を除外する必要がある．

❷ 常習頭痛の大部分を占める片頭痛と筋緊張性頭痛は漢方治療のよい適応である．

❸ 漢方薬の鎮痛効果とその発現までの時間には個人差が大きい．

漢方治療の適応
- 片頭痛
- 筋緊張性頭痛
- 心因性要素の強い頭痛

> 片頭痛が最もよい適応．

- 高齢者の頭痛
- 女性の月経時や更年期に起こる頭痛
- 〈胃腸虚弱〉者の頭痛
- 再発性頭痛で鎮痛剤を常用する例
- 通常の治療で鎮痛効果の不十分な例
- 耳鼻科疾患に伴う頭痛
- ＊ヘルペス後三叉神経痛など

漢方治療の実際

◆片頭痛

●呉茱萸湯（ごしゅゆとう）

- 片頭痛の症状が顕著な場合に第一選択の処方である．
- 発作時に，頭痛と同側頚部の筋肉のこりが先行すること，頭痛が激しく，多くの場合は悪心嘔吐を伴うこと，などが特徴である．
- 平素から胃が重い，もたれるなど軽度の胃腸症状があり，足の冷えを訴える例に用いる．片頭痛でなくとも上記症状があれば用いる．
- 味が辛く苦いので飲みにくい欠点がある．

片頭痛には呉茱萸湯．

●五苓散（ごれいさん）

- 典型的な場合には"水毒"（p.104）の徴候がある例に用いるべき処方であるが，片頭痛に用いる場合には，頭痛以外の所見に乏しくても使用してかまわない．
- 頭痛のほかに特別な所見のない例，呉茱萸湯のような平常時からの胃症状や肩こりはない例の片頭痛に用いる．
- 呉茱萸湯の無効な片頭痛に用いると考えてもよい．
- なお，五苓散は片頭痛のほか，小児の周期性嘔吐や消化器型感冒（特に水様下痢）など，成人の二日酔い，車酔い，めまい，虚弱者の感冒初期などにも応用される．

呉茱萸湯無効例，苦味を嫌がる例に五苓散．

●その他

- 片頭痛であっても，筋緊張性頭痛に用いる漢方薬が有効な可能性はある．たとえば，半夏白朮天麻湯（はんげびゃくじゅつてんまとう）などである．

◆筋緊張性頭痛

① 葛根湯

・首筋から肩がこり，後頭部を中心とする頭痛に用いる．

・栄養状態良好で胃腸の丈夫な患者(実証)が対象．

・耳鼻科疾患に伴う頭痛・頸部のこりなどにも応用される．

・大塚敬節の『症候による漢方治療の実際』(南山堂)には，「感冒その他熱のある場合の頭痛に用いる．(略)また熱や悪寒がなくても，(略)蓄膿症などの鼻の病気で頭痛のする時や三叉神経痛でいたむ時などにも，項部の緊張と脈に力のあることを目標にして，この処方を用いる．ただし胃腸の虚弱な人，食欲不振，嘔吐，悪心などのある人，脈の微弱な人，貧血の人などには用いない方がよい」とある．

② 柴胡剤 (大柴胡湯・柴胡桂枝湯・柴胡桂枝乾姜湯・加味逍遙散など)

・肩こりが強く，それに伴って頭痛を訴える例に用いる．

・身体的所見として胸脇苦満(季肋部の筋緊張が強く，自覚的にも膨満感を覚えるもの)が共通の徴候である．

・心因性要素の大きい例や，神経症傾向のある例に使用される．

> 柴胡剤には鎮静作用，弱い筋弛緩作用がある．
> 副作用→ p.20

●大柴胡湯

・固太りの肥満型(実証)で胸脇苦満が著しい患者の筋緊張性頭痛，あるいは後頭部から肩のこりに用いる．

・多くは高血圧，脂肪肝などを伴う．

●柴胡桂枝湯

・中肉中背〜ややヤセ型の患者の肩こり，頭重感，頭痛に用いる．

・心因性に悪化する傾向があり，神経質で生真面目な性格の患者が多い．

・ストレス性胃腸炎や胃十二指腸潰瘍の合併，あるいは既往が多い．

●柴胡桂枝乾姜湯

・やせて神経質な患者の，頭痛，頭重感，肩こりなどに用いる．

・不眠，易疲労などの不定愁訴を伴うことが多い．

③ 駆瘀血剤

●当帰芍薬散

・頭痛は，月経時に悪化する例が多い．片頭痛の場合もある．

・体質虚弱な冷え症の女性に用いる．

・月経異常のある例が多く，色白，むくみやすい，四肢末梢の冷えなど，水毒の徴候(前述)がみられる．

・妊娠中や産後に発症したものにもよく用いられる．

●桂枝茯苓丸・桃核承気湯

- 月経異常，更年期障害などを伴い，下腹部圧痛，口舌暗紫色，皮膚小静脈拡張など，いわゆる瘀血の徴候を認める場合に用いる．
- 桂枝茯苓丸は，体質体格中等度（比較的実証）で便秘がない患者．
- 桃核承気湯は，栄養良好（より実証），便秘，のぼせが強い患者．

●当帰四逆加呉茱萸生姜湯

- 四肢の冷えが強く，"しもやけ"ができやすいという〈胃腸虚弱〉者．
- 当帰芍薬散と呉茱萸湯との併用的な意味が強い．
- 片頭痛にも用いる．

◆心因性と考えられる頭痛・頭重

●加味逍遙散

- 更年期不定愁訴の一部として頭痛がある例に用いる．軽症が多い．

●柴胡加竜骨牡蛎湯

- 心気症・抑うつ傾向があり，体質中等度以上で胸脇苦満を認める患者．
- 筋緊張性頭痛であり，軽症では頭重となる．

●香蘇散

- 頭重感を訴え，抑うつ傾向のある〈胃腸虚弱〉者に用いる．

◆三叉神経痛

- 五苓散，麻黄附子細辛湯などを用いる．
- 五苓散は，麻黄附子細辛湯のように冷えや顔色蒼白はない．
- ヘルペス後神経痛も同じ扱い方をする．

用語解説

◎水毒

何らかの原因で，体液が部分的にあるいは全体的に，非生理的状態となり，分布や分泌などに異常をきたしたと推定される病態のことである．最も一般的な症候は，朝起きたときにまぶたが腫れぼったい，手が握りにくい，舌辺縁に鋸歯状に歯の圧痕を認めるなどであり，その他，浮腫，尿量の異常，心窩部拍水音（胃内に胃液が貯留している状態），水様下痢なども水毒の徴候として解釈できる例が少なくない．また，頭痛，めまい，口渇などを伴うこともある．
　水毒の治療には，茯苓，朮，沢瀉などの生薬を含む漢方薬"利水剤"を用いる．五苓散，真武湯，小青竜湯，当帰芍薬散，苓桂朮甘湯，半夏白朮天麻湯，二陳湯などである．

> 水毒とは水分代謝異常．

◆〈胃腸虚弱〉者の頭痛
● 半夏白朮天麻湯（はんげびゃくじゅつてんまとう）
・頭痛, 頭重, めまい感を訴え, 胃下垂高度な虚弱体質者.
・無力性体質でやせて顔色の悪い患者.
・一般に, 寒冷や降雨前に悪化する傾向がある.

◆高齢者の頭痛
● 釣藤散（ちょうとうさん）
・初老期以後, 起床時の頭痛・頭重感を主な徴候とする例に用いる.
・この処方を用いる頭痛は, 通常はあまり激しいものではなく, 頭重である. 老人などで, 早朝目が覚めたときに頭が痛み, 起きて動いていると, いつの間にか頭痛を忘れるという程度のものによい.
・ときに, 強い頭痛の例や, 更年期女性の強い覚醒時頭痛などに有効なこともある.

3 めまい

漢方治療のポイントと適応
・慢性再発性で, 器質的原因を特定できないめまいが適応.
・良性発作性頭位性眩暈は比較的よい適応である.
・動揺病, 車酔いには予防的効果も期待できる.
・更年期不定愁訴・心気症などに付随する場合も有用性が高い.
・〈胃腸虚弱〉で西洋医薬が飲めない患者にも治療を試みる価値はある.
・器質的疾患, 中枢神経系の異常によるもの, 突発性難聴に伴うものなどは適応とはならない.

漢方治療の考え方
めまいの漢方治療では以下の所見の有無が重要視される.

●非特異的な浮腫傾向（水毒）
・水分代謝の異常を水毒（すいどく）(p.104)と呼ぶ.
・基礎疾患として腎障害, 心不全がない非特異的浮腫傾向を指す.
・めまいの患者には, 下記の水毒徴候を認めることが多い.
　→舌縁の歯痕（舌の浮腫のために歯列の痕がついているもの）

→朝起床時の眼瞼浮腫感と手指の浮腫感

　　→夕方の下腿浮腫感

　　→心窩部拍水音，口渇，動悸，尿量減少など

・上記徴候があれば，苓桂朮甘湯，半夏白朮天麻湯，五苓散，真武湯，当帰芍薬散などの中から，他の症候を考慮して選択する．

● **虚弱体質者**

・下垂体質で〈胃腸虚弱〉な患者は虚証である．

・虚弱体質者では，低血圧傾向，易疲労倦怠，手足冷え，栄養不良，やせ型，顔色不良などの徴候を認めることが多い．

・この場合，半夏白朮天麻湯，真武湯などを用いる．

● **循環障害（瘀血）**

・瘀血とは，微小循環障害，うっ血，末梢循環障害などを一括した広義の循環障害と，それに伴う代謝異常あるいは凝固線溶系の異常である．

・めまい患者に瘀血の処方を用いて改善することがある．

・比較的体力がある例には桂枝茯苓丸，虚弱で冷え症の例には当帰芍薬散などを用いる．

● **瘀血の徴候**

> ・皮膚粘膜，特に舌の暗紫色化
> ・細静脈が青紫色に怒張して見えること
> ・下腹部の腹筋が膨隆して圧痛を認める（瘀血の圧痛）こと
> ・女性では月経異常あるいは更年期であること

● **心身症・神経症傾向**

・神経質で，心身症，神経症傾向のある例では，加味逍遙散，柴胡加竜骨牡蛎湯，女神散，抑肝散加陳皮半夏，半夏厚朴湯，柴朴湯などが有用な可能性がある．

漢方薬選択のポイント

- 良性発作性頭位性眩暈，Ménière 病 …… 苓桂朮甘湯が第一選択
- めまい，頭重，〈胃腸虚弱〉……………… 半夏白朮天麻湯
- 立ちくらみ………………………………… 苓桂朮甘湯
- 虚弱体質者の起立性調節障害…………… 半夏白朮天麻湯
- 手足冷え，月経異常または妊娠中……… 当帰芍薬散
- 動揺感，顔色蒼白，冷え症，虚弱体質者… 真武湯
- 高血圧，のぼせ，興奮，体質中等度以上… 黄連解毒湯
- 高齢者，頭重感，高血圧傾向，軽症……… 釣藤散
- 更年期障害，軽症めまい感……………… 加味逍遙散
- 不安感，咽喉頭異常感…………………… 半夏厚朴湯
- 動揺感，抑うつ気分，動悸……………… 抑肝散加陳皮半夏
- 動揺病，車酔い…………………………… 五苓散
- その他……………………………………… 苓桂朮甘湯で経過観察

西洋医薬との使い分け・併用

- 急性期および重症例では，西洋医薬で症状鎮静後，漢方薬を使用．
- 軽症例，寛解期には漢方薬単独でもよい．
- 神経症傾向の著しい例では，精神科的治療を主とする．

頻用漢方薬の使用法

●苓桂朮甘湯（りょうけいじゅつかんとう）

- めまいのほとんどに一度は試みる価値のある処方である．
- 良性発作性頭位性眩暈，Ménière 症候群に頻用する．
- 目標となる症状は，めまい，動悸，立ちくらみ，のぼせ感である．
- めまいは回転性，動揺性ともにある．
- 短期間で効果を現すことが多い．

●半夏白朮天麻湯（はんげびゃくじゅつてんまとう）

- 〈胃腸虚弱〉者のめまい，頭重，頭痛に用いる．
- 目標となる他の症状は，FD（functional dyspepsia），胃下垂（心窩部拍水音），食後手足がだるく眠いなどである．
- 気温の急激な変動や雨の降る前などに増悪する傾向がある．

●真武湯（しんぶとう）

- 身体動揺感を主とするめまいに用いる．
- 目標となる症状は，顔色不良，やせ型，低血圧，冷え，下痢傾向である．

めまいには苓桂朮甘湯が第一選択．

低血圧に伴うめまいには真武湯．

●当帰芍薬散

・妊娠中，出産後に起こっためまいにはよい適応．
・冷え症で顔色が青白く，むくみやすい女性のめまいに用いる．
・月経異常を伴うこともある．

●五苓散

・車酔いなどの動揺病に用いる．
・口渇，吐き気，頭痛を伴うことが多い．ときに乏尿傾向がある．

●黄連解毒湯

・のぼせて身体動揺感を訴える例に使用する．
・興奮，不眠，顔や頭部の熱感，高血圧，赤ら顔などを認めることが多い．足が冷えることはない．
・脳血管障害慢性期に伴うめまいにも使用する．

> 車酔いに五苓散．
> 二日酔いにも五苓散．

4 不眠症

漢方治療のポイントと適応

・漢方薬には，睡眠誘導剤に相当するものはない．
・即効は期待できないが，数週程度連続服用すると有効な例がある．
・熟眠障害，入眠障害ともに有効な可能性がある．
・身体症状を目標として漢方薬を用い，不眠にも有効な例が多い．
・神経質性不眠では睡眠誘導剤の長期連用者が多いが，このような例は漢方治療のよい適応である．
・神経質性不眠，軽症の神経症性不眠は適応となる．
・精神障害による不眠は適応とはならない．
・睡眠誘導剤に依存傾向が強く，これを中止したい場合にも漢方治療を試みてよい．

> 不眠症に漢方薬は即効ではない．

漢方薬選択のポイント

●〈胃腸虚弱〉でやせ型の患者（虚証）

抑肝散（よくかんさん）	イライラ感，易怒性，神経質，入眠・熟眠障害
加味逍遙散（かみしょうようさん）	多愁訴，更年期障害，神経質，熟眠障害
加味帰脾湯（かみきひとう）	抑うつ気分，高齢者，熟眠障害
酸棗仁湯（さんそうにんとう）	疲労時悪化傾向，入眠・熟眠障害
柴胡桂枝乾姜湯（さいこけいしかんきょうとう）	動悸，息切れ，神経質，熟眠障害

●体質・体格中等度以上の患者

黄連解毒湯（おうれんげどくとう）	興奮，のぼせ感，主として入眠障害
柴胡加竜骨牡蛎湯（さいこかりゅうこつぼれいとう）	不安，抑うつ，神経質，動悸，熟眠障害
半夏瀉心湯（はんげしゃしんとう）	ストレス性胃炎，入眠・熟眠障害
四逆散（しぎゃくさん）	神経質，心身ともに過緊張，熟眠障害

Q&A　漢方薬で眠れない！　眠くなった？

Q：漢方薬を飲んで眠れなくなったと訴えた例がある．また，逆にひどくだるくなったという例もある．これはどうしてか．この場合の対応策は．

A：漢方薬を飲んで眠れなくなるのは，通常は，麻黄（エフェドリンを含有．交感神経興奮様作用がある）を含む漢方薬を，虚弱体質者（虚証）や神経質な患者に与えたときに起こりうる．たとえば，感冒だからというだけで葛根湯などを投与すると眠れなくなる例がある．これを防ぐには，元来から，コーヒー，紅茶，緑茶などで眠れなくなったり動悸がしたりするという患者には，麻黄を比較的大量に含む処方（葛根湯，麻黄湯，小青竜湯，越婢加朮湯，麻杏甘石湯など）を与えないように注意する必要がある．気管支拡張剤のような交感神経刺激薬と併用している例では特に留意しなければならない．なお，神経質な患者では，今まで服用したことのない新しい薬を飲んだというだけで不安になり，眠れなくなる例もあり，このような性格傾向の患者に注意すべきことはいうまでもない．

　反対に，漢方薬でだるくなるという現象は，虚証でやせ型の無力性体質の者に，本来の体質よりもずっと実証向きの柴胡剤や厚朴などの筋弛緩作用のある生薬を含む処方を与えたときにみられるものである．こうした場合，小柴胡湯であれば補中益気湯，半夏厚朴湯であれば香蘇散など，より虚証の処方に変更して様子をみるのが普通である．虚実の概念が漢方の臨床上必要な理由でもある．ご注意いただきたい．

⑤ 抑うつ状態

漢方治療のポイントと適応

- 神経症の抑うつ状態，出産後あるいは更年期障害に関連した抑うつ状態は，漢方治療の適応となる．
- ただし，中等症以上では抗うつ剤などの西洋医学的治療を優先する．
- 明らかなうつ状態よりも，身体症状を主とする軽症例に適応がある．
- うつ病，双極性障害(躁うつ病)では，西洋医学的治療を主とする．

> 漢方薬が有用なのは，ごく軽症うつ状態のみ．しかし，このような患者は意外に多い．

漢方治療の考え方

●体質・体格中等度～やややせ型の患者

加味逍遙散 (かみしょうようさん)	・更年期抑うつ状態の第一選択 ・焦燥感，心気症傾向を目標に使用することもある ・ホットフラッシュ，動悸，発汗を主訴とする例がある ・不眠(熟眠障害)，肩こり，残便感などを伴う
半夏厚朴湯 (はんげこうぼくとう)	・咽喉頭異常感を主訴とする抑うつ状態に用いる ・不安感，気道閉塞感などを訴える例もある ・発症後短期の例によい．慢性例には柴朴湯を試みる
加味帰脾湯 (かみきひとう)	・意欲障害が強く，悲哀気分の強い患者に用いる ・食欲不振，全身倦怠感などを伴う

> 加味逍遙散は更年期抑うつ状態の第一選択．

●高度やせ型で体質虚弱の患者

帰脾湯 (きひとう)	・適応症状は加味帰脾湯に類似する ・胃下垂高度で，疲労倦怠感が強い患者に用いる ・高齢者によい

●肥満傾向で体質・体格が頑健な患者

柴胡加竜骨牡蛎湯 (さいこかりゅうこつぼれいとう)	・不安焦燥が強く，動悸，胸部不快感を伴う例によい ・心気症で，不眠，頭重，肩こりなどを訴える患者 ・上腹部腹筋緊張(胸脇苦満)と臍部動悸が目標 ・神経症，心臓神経症，仮面うつ病，自律神経失調症などと診断される例が多い
大柴胡湯 (だいさいことう)	・上腹部腹筋緊張(胸脇苦満)が強い例に用いる ・便秘がちで胸苦しく息もできないという例によい ・便秘が強ければ大黄製剤(大承気湯など)を加える

漢方薬使用上の注意

- 加味帰脾湯(かみきひとう)は，焦燥感の強い例では症状増悪させる可能性があるとの説があり，注意を要する．

7　精神・神経疾患

6 自律神経失調症

漢方治療のポイントと適応

- いわゆる自律神経失調症(不定愁訴症候群)は漢方治療の適応となることが多い.
- 漢方薬を選択する際は,多くの愁訴のうち,どれを重視するかがポイントとなる.
- 患者も医者も,ある程度,根気よく治療を続ける必要がある.
- 心身医学的配慮も必要である.

> 自律神経失調症の治療はむずかしく,精神安定剤,抗うつ剤などに漢方薬を併用することが多く,有用である.

漢方治療の考え方

◆身体症状を主として訴える場合(身体表現性障害)

●全身にわたる諸種の愁訴があり経過が慢性のもの

- 愁訴が多く,同じ愁訴を繰り返し訴え,症状が変わりやすいもの.
- 加味逍遙散が第一選択.特に更年期不定愁訴例に頻用する.
- その他,体格良好な患者では女神散,柴胡加竜骨牡蛎湯などを使用.

●特定部位の愁訴が持続するもの

- 呼吸器系不定愁訴(咽喉頭異常感,空気飢餓感,呼吸困難感など)には,半夏厚朴湯,柴朴湯を用いる.
- 心血管系不定愁訴(動悸,前胸部不快感など)には,柴胡加竜骨牡蛎湯,柴胡桂枝乾姜湯,桂枝加竜骨牡蛎湯などを用いる.
- 上部消化管系不定愁訴(FDなど)には,六君子湯,人参湯,半夏瀉心湯,柴胡桂枝湯などを用いる.
- 下部消化管系不定愁訴(過敏性腸症候群など)には,桂枝加芍薬湯,小建中湯,大建中湯,四逆散などを用いる.
- 泌尿生殖器系不定愁訴(残尿感,頻尿,性機能障害など)には,清心蓮子飲,桂枝加竜骨牡蛎湯などを用いる.

◆神経症傾向の強い場合

●不安神経症傾向の強いもの

- 呼吸困難感,咽喉頭異常感を訴える患者には,半夏厚朴湯,柴朴湯を与える.

● **不安発作を示すもの**
・発作時は西洋医薬により，間欠期は上記に準ずる．

● **不安と抑うつの混合したもの**
・やせて〈胃腸虚弱〉な患者では，抑肝散加陳皮半夏，柴胡桂枝乾姜湯，帰脾湯，加味帰脾湯などを用いる．
・体格中等度からややせ型の患者では，抑肝散，加味逍遙散などを用いる．
・体格中等度以上の患者では，柴胡加竜骨牡蛎湯を用いる．
・無気力で倦怠感の強い患者では，補中益気湯を用いる．

◆ **抑うつ傾向のある場合**

「抑うつ状態」の項を参照（p.112）．

頻用漢方薬の使用法

漢方薬	目標となる症状
加味逍遙散	多愁訴で症状が変わりやすい 更年期不定愁訴の第一選択
抑肝散	易怒性，不安焦燥感，抑うつ気分が目標
抑肝散加陳皮半夏	抑肝散に似た症状で，やせて胃下垂顕著
柴胡加竜骨牡蛎湯	体格良好，動悸，胸部不快感，不安焦燥
柴胡桂枝乾姜湯	やせ型，胃下垂傾向，動悸，不安抑うつ
帰脾湯	抑うつ，無気力，血色不良，〈胃腸虚弱〉
加味帰脾湯	抑うつ，不眠，血色不良，胃腸虚弱
半夏厚朴湯	不安，抑うつ，咽喉頭異常感
柴朴湯	不安，咽喉頭異常感（慢性例），呼吸困難
桂枝加竜骨牡蛎湯	やせ型，動悸，易興奮性，性機能障害
半夏瀉心湯	胃炎，過敏性腸症候群，体格中等度
六君子湯	胃もたれ，食欲不振，腹部軟弱，胃下垂

7 作用機序の解明が進んだ漢方薬

①抑肝散について

　抑肝散は，元来は小児の"癇癪持ち"，"疳の虫"，夜啼症に用いられ，近年は成人の不眠症，月経前症候群(PMS)，更年期症候群，神経症などにも用いられてきた．最近になって認知症の心理行動異常 BPSD（Behavioral and Psychological Symptoms of Dementia），レビー小体型認知症の幻視などに有効とする報告があり，応用範囲が広がるともに作用機序に関する研究が進展している．

◆1. 歴史的経緯

　抑肝散の原典は明の薛鎧（せっがい）が著した『保嬰撮要』で，「肝経の虚熱，発搐，或は発熱咬牙，或は驚悸寒熱，或は木，土に乗じて痰涎を嘔吐し，腹脹り食少なく，睡臥安からざるを治す．(略)子母同じく服す」とある[1]．大意は，「神経質な虚弱児で，発熱して痙攣を起こし，嘔吐，腹満，食欲不振，不眠があるものによい．子供だけでなく母親にも服用させる」ということであり，子母同服とは，母親が焦燥状態にあれば子もその影響を受けるという心身相関を示すものとされる．

　日本では，江戸時代の目黒道琢(1739-1798)が『餐英館療治雑話』で「怒りっぽくせっかちな子，ときどき急に発熱する子，睡眠中歯ぎしりする子，大人の半身不遂，動悸，不眠症に有効．腹証が重要であり，腹部軟弱で腹直筋緊張し，腹部大動脈拍動を強く触れることを目標とする．怒りっぽい者によく効く」という[2]．和田東郭(1743〜1803)も『蕉窓雑話』で額などに青筋を立てて甚だ腹を立てやすい小児や不眠症に用いるとし，「抑肝散は気持ちが亢ぶるのに対して抑えると云ったものだ．だから，目がさえて眠れない，あるいは性急で怒りっぽいなどの症状がある．逍遥散は，抑肝散ほどには亢ぶらず，鬱があるので，ただ黙々としているものだ」という[3]．

◆2. 伝統的使用法

　短気で怒りっぽいこと，焦燥感(イライラ)，神経過敏，不眠などを訴えるときに用いる．不安，抑うつ気分を認めることもある．ときに眼瞼痙攣，緊張時の手指ふるえを認める．有効な可能性の高いのは，体格中等度〜やや虚弱・痩せ型で，腹直筋全体の緊張亢進して腹部大動脈拍動亢進するもの，腹壁弛緩して腹部大動脈拍動を触れるもの(抑肝散加陳皮半夏)である．

　最も重要な特徴は，怒りっぽいこと，あるいは感情が突然大きく変動す

ることである．月経前に焦燥感が強く怒りっぽくなる者に特によい．

◆ 3. 近年の研究
● a. 臨床研究

認知症の行動・心理症状（BPSD）に対する抑肝散の効果は，2005年の岩崎らの報告[4]以後，複数のランダム化比較試験[5-7]およびオープンラベル試験[8-9]が行われ，2013年にはメタ解析[10]も為された．そのいずれにおいても，BPSDの評価尺度であるNeuro-Psychiatric Inventry（NPI）に有意の改善が認められた．NPIサブスケールの中では，興奮／攻撃性，焦燥感／易刺激性が有意に改善した[5) 7) 9)]．日常生活動作ADLの評価尺度であるBarthel Indexの有意の改善が認められた報告[4]もあった．ただし，いずれの報告でも認知機能そのものの改善は認められなかった．また，レビー小体型認知症の幻視に有効[11-12]，アルツハイマー型認知症におけるドネペジルとの併用効果[7]，レビー小体型認知症における介護負担軽減[13]などの報告もある．

認知症以外では，レム睡眠行動障害[14]，むずむず脚症候群[15]，抗精神病薬誘発性遅発性ジスキネジア[16]，治療抵抗性統合失調症[17-19]，ハンチントン病の舞踏様不随意運動[20]，パーキンソン病患者の精神神経症状[21]などに有効とされる．

● b. 基礎研究

抑肝散は，主としてグルタミン酸神経系およびセロトニン神経系への作用を介して，鎮静，抗幻覚，抗ストレスなどの効果を示すと考えられる．

(1) グルタミン酸（Glu）神経系に対する作用

Gluは脳内の興奮性神経伝達物質であり，神経細胞内にGluが存在するときは正常な神経機能が働くが，細胞外Glu濃度の過剰な上昇は神経細胞死を引き起こす（Glu興奮毒性）．認知症患者の脳ではGlu興奮毒性が認められ，BPSD治療には細胞外Glu濃度を低下させることが重要とされる[22]．抑肝散はGlu神経系に対して以下の作用を示す；

ⅰ）Glu取込促進，Gluトランスポーター活性化[23]
ⅱ）アストロサイト*のGlu取り込み機能低下を改善[24]
ⅲ）神経細胞終末シナプスからのGlu放出抑制[25]
ⅳ）細胞外液Glu濃度上昇抑制[26]
ⅴ）Glu細胞毒性に対する神経細胞保護[27]

(2) セロトニン（5-HT）神経系に対する作用

5-HT神経系の異常により，抑うつ気分，不安，焦燥，不穏，攻撃性などの症状を発現する可能性があるとされる[22]．抑肝散は5-HT神経系に対して以下の作用を示す；

*アストロサイトの重要な機能の一つが，細胞外液グルタミン酸の取り込みである．

ⅰ）5-HT$_{1A}$受容体パーシャルアゴニスト作用[28]

ⅱ）5-HT$_{2A}$受容体のダウンレギュレーション作用[29]

抑肝散はまた，5-HT$_{1A}$受容体を介した抗不安作用があるとの報告[30]もある．抑肝散に含有される釣藤鉤の成分ガイソシメジンメチルエーテルには，5-HT$_{1A}$受容体アゴニスト作用[31]が報告されている．

(3) その他

抑肝散にはペントバルビタール誘発睡眠改善効果があり，これにはGABA$_A$ベンゾジアゼピン受容体複合体が関与するとされる[32]．

参考文献

1) 薛　鎧：保嬰撮要．欽定四庫全書・薛氏医案 54-29a：文淵閣『四庫全書』電子版（中医薬版）日本版．新樹社書林，2009による．
2) 目黒道琢：餐英館療治雑話，近世漢方医学書集成107巻，名著出版，p.332-334，1983．
3) 和田東郭：蕉窓雑話，集成15巻，p.60-61 & p.149，p.538．
4) Iwasaki K, et al.：J Clin Psychiatry, 66:248, 2005.
5) Mizukami K, et al.：International Journal of NeuropsychoPharmacology, 12:191-199, 2009.
6) Monji A, et al.：Prog Neuropsychopharmacol Biol Psyciatry, 33:308-311, 2009.
7) Okahara K, et al.：Progress in Neuro-Psychopharmacolgy & Biolgical Psyciatry, 34:532-536, 2010.
8) Hayashi Y, et al.：Prog Neuropsychopharmacol Biol Psyciatry, 34:541-545, 2010.
9) Nagata K, et al.：Phytomedicine, 19 (6):524-528, 2012.
10) Matsuda Y, et al.：Psychopharmacol Clin Exp, 28:80-86, 2013.
11) Iwasaki K, et al.：J Clin Psychiatry, 66 (12):1612-1613, 2005.
12) 岩崎　剛，他：日東医誌，57 (supple):259, 2006.
13) Iwasaki K, et al.：J Am Geriatr Soc, 59 (5):936-938, 2011.
14) Shinno H, et al.：Prog Neuropsychopharmacol Biol Psyciatry, 32:1749-1751, 2008.
15) Shinno H, et al.：Prog Neuropsychopharmacol Biol Psyciatry, 34:252-253, 2010.
16) Miyaoka T, et al.：Prog Neuropsychopharmacol Biol Psyciatry, 32 (3):761-764, 2008.
17) Miyaoka T, et al.：Clin Neuropharmacol, 32 (1):6-9, 2009.
18) Miyaoka T, et al.：Psychopharmacol, 232:155-164, 2015. doi: 10.1007/s00213-014-3645-8.
19) 宮岡　剛：医薬ジャーナル，51 (2) 731-738, 2015.
20) Satou T, et al.：Mov Disord, 24:453-455, 2009.
21) Hatano T, et al.：Journal of Neural Transm, 121 (3):275-281, 2014.
22) 遠藤英俊：漢方医学，36：101-106，2012．
23) Kawakami Z, et al.：Neuroscience, 159:1397-1407, 2009.
24) Kawakami Z, et al.：European Journal of Pharmacology, 626:154-158, 2010.
25) Takeda A, et al.：Neurochemistry International, 53:230-235, 2008.
26) Takeda A, et al.：Nutritional Neurosciences, 11 (1):41-46, 2008.
27) Kawakami Z, et al.：J Ethnopharmacol, 134:74-81, 2011.
28) Egashira N, et al.：J Ethonopharmacol, 127:306-312, 2010.
29) Egashira N, et al.：Prog Neuropsychopharmacol Biol Psyciatry, 32:1516-1520, 2008.
30) Yamaguchi T, et al.：J Ethnopharmacol, 143:533-539, 2012.
31) Nishi A, et al.：Neuroscience, 207:124-136, 2012.
32) Egashira N, et al.：J Pharmacol Sci, 116:316-320, 2011.

〔全般的に参考にした文献〕

1) 稲木一元：臨床医のための漢方薬概論．南山堂，p.714-727，2014．

8 産婦人科領域疾患

1 産婦人科領域疾患　総論

漢方治療の適応と不適応

●漢方薬を第一選択としてもよい疾患
・不妊症，習慣性流産（特に原因のないもの）
・月経困難症，月経前緊張症
・更年期障害
・いわゆる冷え症

●西洋医学的治療との併用が効果的な疾患
・子宮内膜症（比較的軽症例）
・排卵障害（第一度無月経など）
・黄体機能不全症

●漢方薬が不適応の疾患
・手術適応例（悪性腫瘍，子宮筋腫，卵巣嚢腫など）
・大量出血を伴う例

頻用漢方薬

漢方薬	応用	しばしばみる随伴症状
当帰芍薬散	月経異常全般，不妊症	冷え症，顔色蒼白，むくみ
桂枝茯苓丸	月経困難症など	血色良好，下腹部圧痛
加味逍遙散	更年期障害	不定愁訴，上逆感，抑うつ

漢方薬使用上の注意

・一般に妊婦または妊娠している可能性のある婦人には，漢方薬といえども慎重に投与する必要がある．
・妊婦および妊娠している可能性のある婦人には，大黄，附子を含む漢方薬は使用しないことが望ましい．

瘀血と駆瘀血剤

●瘀 血

- "瘀血"は漢方独特の概念であり，従来，停滞し変性した非生理的血液の意とされてきたが，それだけでは説明できない．
- 臨床的にみると，静脈うっ血や微小循環障害を始め，血管外への出血・組織の挫滅・慢性炎症性疾患・ホルモン異常などにより誘発された何らかの凝固線溶系異常など，複雑な意味が含まれるものと推定され，必ずしも単一の病因，同一の病態とはいえない．
- 瘀血の病態に用いる漢方薬を駆瘀血剤と呼ぶ．

●駆瘀血剤使用を考えるべき徴候

① **皮膚粘膜所見**

　　皮膚がどす黒い・さめはだ(甲錯)

　　小静脈のうっ血(細絡)・手掌紅斑

　　皮下溢血・皮膚粘膜の紫斑点

　　口唇・歯肉・舌辺縁の暗紫色化　など

② **特有の腹部所見(腹証)**

　　下腹部腹筋の異常緊張と圧痛(小腹鞕満, p.17)

　　左下腹部に劇烈な圧痛(小腹急結, p.17)

③ **一般症状**

　　月経異常・排卵異常・不妊

　　更年期障害

　　痔疾・静脈瘤・静脈炎

　　冷え症(手足の先が冷える)

　　口内乾燥，腹部膨満感，全身・局所の煩熱感　など

●駆瘀血剤

体質・体格	漢 方 薬
良　好	桂枝茯苓丸，桃核承気湯，大黄牡丹皮湯，通導散
虚　弱	当帰芍薬散，温経湯，当帰建中湯，芎帰膠艾湯，当帰四逆加呉茱萸生姜湯，四物湯

2 月経異常

漢方治療の考え方
- 漢方薬への感受性は個体差が大きいので，同一疾患であっても，年齢，栄養状態，内臓下垂の有無，随伴症状によって異なる漢方薬を用いる．
- 漢方薬の効果発現には数週から数か月を要することが多い．

漢方治療の適応
- 月経痛はほとんど全例が適応となりうる．
- 子宮発育不全はよい適応である．
- やせて冷え症の患者に適応が多い．
- 月経前緊張症，過多月経などは漢方の比較的よい適応である．
- 月経周期の異常や無月経にも漢方薬が有効な例がある．
- 子宮内膜症は難治でホルモン療法などを優先するが，軽症例，妊娠希望例ではまず漢方薬を試みてもよい．
- 子宮筋腫そのものには効果はない．更年期前後で保存的治療法の適応例には併用療法として用いる．

西洋医薬との使い分け・併用
- 月経痛では，はじめは鎮痛剤と併用し，漢方薬の効果がみられれば鎮痛剤の使用を中止する．
- 鎮痛剤で胃腸障害の起こる例では，漢方薬で頓服に使用のものを試みる．
- 性ホルモン剤などとの併用は特に問題ないと思われる．

漢方薬選択のポイント
- 栄養状態，皮膚の色，皮膚の温度，内臓下垂の有無などを考慮して漢方製剤を選択する．
- 比較的肥満し，血色良好で内臓下垂傾向がない場合には，桂枝茯苓丸を代表として，桃核承気湯，大黄牡丹皮湯などを用いる．
- 比較的やせ型，皮膚筋肉が薄く軟弱で内臓下垂傾向があり，顔色不良，手足が冷えるなどの特徴を有する患者には，当帰芍薬散を代表に，温経湯，芎帰膠艾湯，当帰建中湯，当帰四逆加呉茱萸生姜湯，四物湯，十全大補湯などを用いる．

産婦人科領域では，当帰芍薬散の使用頻度が最も高い．

・〈胃腸虚弱〉で，るいそうし，上記漢方薬で胃腸障害が起こる患者には，人参湯，六君子湯，小建中湯，補中益気湯などを用いる．消化吸収機能賦活による栄養状態改善と，それによる月経異常改善を目指す．

随伴症候所見による漢方薬の選択

◆月経痛，月経困難症

●継続的に服用させて効果を期待するもの	
桂枝茯苓丸	体格良好，下腹部圧痛，便秘なし
桃核承気湯	体格良好，顕著な下腹部圧痛，便秘，月経時頭痛，精神症状
当帰芍薬散	体格中等度〜ややせ型，血色不良，貧血傾向，手足浮腫傾向
温経湯	体格中等度〜ややせ型，血色やや不良，貧血傾向，足冷え，冷えのぼせ，手掌ほてり，指掌角皮症
十全大補湯	体格中等度〜やせ型，易疲労倦怠，貧血傾向，血色不良，手足冷え
当帰建中湯	やせ，手足冷え，過敏性腸症候群傾向
当帰四逆加呉茱萸生姜湯	やせ，手足冷え，しもやけ，下腹痛

左表の上方の漢方薬ほど，いわゆる実証（体質体力が強壮）向きである．

左表の下方ほど，いわゆる虚証（体質体力が虚弱）向きである．

●疼痛時に頓服として使用されるもの	
芍薬甘草湯	下腹部のひきつれるような痛みが強い
桃核承気湯	月経困難症，精神不穏，便秘傾向

◆月経前緊張症

桃核承気湯	体質体格良好，左下腹部圧痛が顕著
抑肝散	焦燥感が強く易怒性が著明

月経前に怒りっぽい患者には抑肝散．

◆過多月経

芎帰膠艾湯	第一選択
温清飲	芎帰膠艾湯が無効〈胃腸丈夫〉
十全大補湯	芎帰膠艾湯が無効〈胃腸虚弱〉

◆月経周期の異常

- 月経痛と同様の処方全般を用いる可能性がある．
- 特に，当帰芍薬散または桂枝茯苓丸の使用頻度が高い．
- 心因性要素の強い場合には半夏厚朴湯（はんげこうぼくとう）も用いることがある．

頻用漢方薬の使用法

◆体質・体格が良好な患者

桂枝茯苓丸（けいしぶくりょうがん）	・体質体格中等度〜やや強い患者 ・皮膚どす黒い，さめはだ，小静脈うっ血，口唇歯肉暗紫色化，舌暗紫色化など ・便秘があれば大黄製剤を併用する ・下腹部が硬く膨満，同部に圧痛あり ・月経異常全般に頻用
桃核承気湯（とうかくじょうきとう）	・体格中等度以上，頑健で筋肉質あるいは固太り ・のぼせ，動悸，頭痛，精神不穏 ・"瘀血"の徴候（桂枝茯苓丸適応症に似る） ・便秘傾向 ・下腹膨満，筋性防御，圧痛（主に左；小腹急結） ・月経困難症，月経不順，月経前緊張症，いわゆる血の道症，更年期障害，痔疾，にきびなど

桂枝茯苓丸は，血色のよい栄養状態良好な患者に用いる．

◆体質・体格が虚弱な患者

当帰芍薬散（とうきしゃくやくさん）	・体質中等度〜やや虚弱 ・顔色青白く冷え症，むくみやすい ・めまい，頭痛，朝指が握りにくい，腰痛など ・月経異常，不妊症，排卵障害，習慣性流産，妊娠中毒症軽症例，産後の諸種の障害（腰痛，蛋白尿，痔）など
温経湯（うんけいとう）	・体質体格中等度〜やや虚弱 ・血色不良，足冷え，〈胃腸虚弱〉（当帰芍薬散で消化器障害），手掌ほてり，顔ほてり感，下腹部の冷えや痛み ・排卵異常，不妊症，月経不順，出血性メトロパチー，更年期障害，指掌角皮症など
当帰建中湯（とうきけんちゅうとう）	・体質虚弱，やせ型，血色不良，下垂体質 ・下腹痛が重要 ・〈胃腸虚弱〉，過敏性腸症候群傾向，易疲労，冷え症 ・腹壁薄い，腹直筋緊張，ときに軟弱，心下振水音 ・月経困難症，不妊症，産後の腰痛，過敏性腸症候群，痔疾，脱肛など

当帰芍薬散は，冷え症でむくみやすい若年女性に用いる．

3 更年期障害

漢方治療のポイントと適応

- 更年期障害は漢方治療の最もよい適応の一つである．
- 自律神経失調を主徴とする性器外症状，あるいは月経異常など一部の性器症状にも有用な場合が少なくない．
- 性ホルモンや精神安定剤に比較して，漢方薬は副作用の発現頻度が低く，比較的安全に長期服用できる．
- 漢方薬は患者の愁訴を尊重した治療を行い，心身両面にわたる効果が期待しうる．

漢方治療の考え方

◆症候による漢方薬の選択

●頻用漢方薬

第一選択	加味逍遙散
〈胃腸丈夫〉血色良好	女神散，柴胡加竜骨牡蛎湯，黄連解毒湯
〈胃腸虚弱〉血色不良	抑肝散，桂枝加竜骨牡蛎湯，柴胡桂枝乾姜湯，温経湯

●症候による選択

A．身体的症状からみた選択
のぼせ・ホット フラッシュ………… 加味逍遙散・女神散・桂枝茯苓丸・桃核承気湯 　　　　　　　　　温経湯・黄連解毒湯 異常発汗………… 加味逍遙散・柴胡桂枝乾姜湯・防已黄耆湯 動　悸…………… 柴胡加竜骨牡蛎湯・柴胡桂枝乾姜湯・桂枝加竜骨牡蛎湯 頭　痛…………… 桃核承気湯・桂枝茯苓丸・釣藤散・半夏白朮天麻湯 めまい…………… 女神散・釣藤散・半夏白朮天麻湯 冷え・貧血……… 当帰芍薬散・温経湯・真武湯

B．精神神経症状からみた選択
不定愁訴症候群…… 加味逍遙散・女神散・柴胡加竜骨牡蛎湯・抑肝散・ 　　　　　　　　　桂枝加竜骨牡蛎湯・加味帰脾湯 抑うつ気分・ 咽喉異物感……… 加味逍遙散・半夏厚朴湯・柴朴湯・柴胡加竜骨牡蛎湯・ 　　　　　　　　　帰脾湯

〔留意事項〕症状のみによって漢方処方を選択することには限界がある．更年期障害では不定愁訴が多く，個々の症状にふりまわされると，どの処方でもよいようにみえてきてしまう．その場合，以下に述べる虚実の評価を考慮することで処方を絞ることができる．

◆ **体質・体格・体力の強弱(虚実)と漢方薬の選択**

・更年期障害の漢方治療においても，体質・体格・体力などを考慮して治療を行う必要がある．

・大部分の例は虚実中間程度であり，活動的で食欲も旺盛な肥満した患者は，より実証であることが多く，一方，逆に非活動的で元気のないやせ型の患者は，より虚証であることが多い．虚実の程度により使用頻度の高い漢方処方が異なるので，以下にそれを示す．

・なお，更年期障害では，駆瘀血剤と呼ばれる一群の漢方薬が有効な例も少なくない．瘀血の概念についても理解が望まれる．

一口メモ　血の道

　俗に"血の道"という言葉がある．女性の月経時，分娩前後，流産・中絶後，更年期などに起こる精神神経系の症状，特に自律神経症状を漠然とさす場合が多い．たとえば，産後に，更年期のホットフラッシュに似たのぼせや動悸，不眠，めまい，漠然とした気分の不安定感などを訴えるものをいう．

　この言葉は意外に古くから使用されてきている．たとえば，すでに香月牛山の『牛山活套』(1779年刊)には，産後に"血の道"が起こりやすいという記載がある．また，約150年前の『養生弁』(水野沢齊，1841)には，「血の道とは，経行(＝月経)の血の道筋の煩いという意味にして，経水の変(＝月経異常)より病となり，千変万化に悩ますなり」とある．

　この"血の道"という概念は，明治以降，現代に至るまでの西洋系医学では忘れられている．しかし，昭和29年，東北大学の九嶋勝司教授が「所謂血の道症について」と題する研究を発表し，血の道症を「婦人に見られる更年期障害類似の自律神経症候群」と定義したことは，興味深い．

　血の道症は更年期症状を含み，さらに広い概念であるように思われる．

●平均的な体質・体格の場合（虚実中等度）

漢方薬	使用目標
加味逍遙散 (かみしょうようさん)	・体質体格中等度より，やや弱い患者 ・逆上感（ホットフラッシュ），動悸，異常発汗，めまい ・神経症傾向，不定愁訴（心気症），抑うつ気分，不安焦燥，易怒性，不眠（熟眠障害，中途覚醒） ・肩こり，便秘傾向
女神散 (にょしんさん)	・体質体格中等度以上（実証）の患者 ・のぼせ（ホットフラッシュ），めまい感の強い例によい ・動悸，不眠（就眠障害），不安焦燥感，赤い顔，精神不穏，便秘傾向 ・「血の道症」，神経症，産褥神経症，不眠症にも用いる
桂枝茯苓丸 (けいしぶくりょうがん)	・体質体格中等度からやや強い患者 ・いわゆる"瘀血の徴候"（p.109参照）を認め場合に用いる ・下腹部の膨満と圧痛

●体質・体格が頑健で比較的肥満型の場合（比較的実証）

漢方薬	使用目標
桃核承気湯 (とうかくじょうきとう)	・のぼせ，顔面紅潮，頭痛，めまい，動悸，足冷え，下腹部圧痛，肥満，便秘のある例に用いる
柴胡加竜骨牡蛎湯 (さいこかりゅうこつぼれいとう)	・不定愁訴，神経過敏，焦燥感，不眠，肩こり，胸部不快，動悸，ときに抑うつ気分など ・胸脇苦満（上腹部筋緊張），ときに腹部大動脈拍動を触知 ・神経症，仮面うつ病，心気症など ・のぼせが強い例では，桃核承気湯，桂枝茯苓丸，黄連解毒湯，三黄瀉心湯などと併用
三黄瀉心湯 (さんおうしゃしんとう)	・のぼせ，赤い顔，不眠，焦燥感，易怒，便秘 ・高血圧傾向，鼻血が出やすいなども特徴

●体質・体格が虚弱でやせ型の場合（比較的虚証）

① 自律神経症状を主とするもの	
当帰芍薬散 (とうきしゃくやくさん)	・血色不良，冷え症，めまい，頭痛，むくみ傾向 ・月経異常，不妊症，排卵障害などにも頻用
温経湯 (うんけいとう)	・冷えのぼせ，指掌角皮症，口唇乾燥傾向など ・当帰芍薬散で胃腸障害を起こす例によい

② 神経症傾向が強いもの	
抑肝散 (よくかんさん)	・焦燥感が強く怒りやすい患者，不眠，感情の起伏大 ・腹部大動脈拍動亢進 ・月経前緊張症にも用いる
柴胡桂枝乾姜湯 (さいこけいしかんきょうとう)	・神経過敏，動悸，息切れ，冷え症，ときに不眠 ・腹部軟弱で腹部大動脈拍動を触知

更年期障害の第一選択は加味逍遙散．

なお，のぼせが強く，赤い顔をしている患者が適応となる処方には，このほか黄連解毒湯，三黄瀉心湯，温清飲，桃核承気湯，当帰四逆加呉茱萸生姜湯などがある．

4 冷え症

漢方治療のポイントと適応
- "冷え症"という用語は現代医学にはないが，実際には"冷え"を訴える患者は多く，漢方のよい適応である．
- 冷え症を目標に漢方処方を選択すると他の症状も改善する例がある．

漢方治療の考え方

◆手足の冷え優位型
- 体幹部よりも手足の冷えが強いという型で，最も多い．
- 上半身のぼせを伴う患者がある(冷えのぼせ)．
- 血管運動神経機能の失調で，局所の血流量減少とそれに伴う知覚異常が起こるためと考えられる．この群には，冷えのぼせやしもやけも入る．

●頻用漢方薬

①やや〈胃腸虚弱〉で体格は中等度～やややせ型(やや虚証)の患者	
当帰芍薬散	第一選択．若い女性の冷え症，生理痛，むくみ傾向
温経湯	排卵異常，冷えのぼせ傾向，当帰芍薬散で胃腸症状
十全大補湯	貧血傾向，全身倦怠疲労感，月経異常
当帰四逆加呉茱萸生姜湯	しもやけ，冷えると下腹部疝痛
加味逍遙散	更年期障害，ホットフラッシュ，不定愁訴
五積散	冷えのぼせ，腰痛(起床時に強い)
疎経活血湯	坐骨神経痛

②〈胃腸丈夫〉で体格栄養良好(実証～虚実中間証)な患者	
桂枝茯苓丸	冷えのぼせ，下腹部圧痛，舌縁暗紫色，細静脈怒張
桃核承気湯	冷えのぼせ，下腹部圧痛著明，便秘あり，頭痛
女神散	更年期障害，冷えのぼせ，精神不穏，不眠，めまい
八味地黄丸	〈胃腸丈夫〉，夏は足がほてり冬は冷える．腰痛，排尿異常，高齢者によい

若い女性の冷え症には，当帰芍薬散が第一選択．

しもやけには，当帰四逆加呉茱萸生姜湯．

◆全身冷え型

- 手足も体幹部もすべて冷えるという型で，低体温傾向がある．
- 悪寒，顔色不良，やせ型・脈が小さく触れにくい，徐脈傾向などの徴候のある患者が多い（陰虚証(いんきょしょう)）．
- 〈胃腸虚弱〉，栄養状態不良，代謝機能低下（身体の熱量産生低下），皮下脂肪がなく熱保持が不良と推定される群である．

●頻用漢方薬

① 胃腸症状が主な場合	
六君子湯（りっくんしとう）	慢性胃炎，FD，食欲不振，胃もたれ
人参湯（にんじんとう）	胃下垂顕著，やせ型，下痢傾向，足冷え強い
四君子湯（しくんしとう）	胃下垂顕著，やせ型，気力体力がない
小建中湯（しょうけんちゅうとう）	反復性の腹痛
大建中湯（だいけんちゅうとう）	腹部ガス多く，蠕動不穏

② 全身症状が多い場合	
補中益気湯（ほちゅうえっきとう）	全身的な疲労倦怠感，食後眠くなる，ときに寝汗
十全大補湯（じゅうぜんたいほとう）	疲労倦怠感，貧血傾向，顔色不良
真武湯（しんぶとう）	顔色蒼白，低体温，低血圧，全身倦怠，ときに水様下痢

◆体感異常型（心身症・神経症型）

- 手足の冷えを訴えても局所の体温温度はふつうで，栄養状態などにも異常のない型．
- 冷えを感じる閾値低下によると推定される．
- 心身症，自律神経失調症の傾向が大きい患者にみられる．

●頻用漢方薬

加味逍遙散（かみしょうようさん）	更年期障害
桂枝加竜骨牡蛎湯（けいしかりゅうこつぼれいとう）	抑うつ状態，やせ型，冷えのぼせ，腹部動悸

一口メモ　当帰芍薬散と桂枝茯苓丸の鑑別

　いわゆる瘀血に使用される処方として，当帰芍薬散と桂枝茯苓丸は，その鑑別が重要である．

　昭和初期，漢方復興に貢献した湯本求真は，両者の鑑別を次のように大塚敬節（1900-1980．松田の師．近年の漢方界の功労者）に教えた．

　「桂枝茯苓丸は，筋肉のしまりのよい血色の良い人に用い，当帰芍薬散は筋肉が軟弱でしまりがわるく血色のすぐれない貧血傾向があるものに用い，貧血性瘀血を治する効がある．美人には当帰芍薬散の証が多い」

　この話を松田はある講演会で引用した．質疑のとき，一人の女医さんに，「たとえば私はどちらでしょうか」と聞かれる．見ると美人には大分遠いがっちりした人だったので答えに窮した．「最近皆さんは栄養が良いので桂枝茯苓丸のあう人が多い…」とかもぐもぐいったようだ．以来，「美人云々」はあまりいわずに，以下のような大塚敬節の当帰芍薬散の目標を話すことにしている．

　「男女老若を問わず，貧血の傾向があり，腰脚が冷え，頭冒，頭重，小便頻数を訴え，ときにめまい，肩こり，耳鳴，動悸がある．筋肉は一体に軟弱で，女性的であり，疲労しやすく，下腹痛があり，腰部あるいは心下に波及するが，腹痛がなくてもよい」

9 小児疾患

1 小児疾患　総論

漢方医学からみた小児の特殊性

●"水毒"が起こりやすい

・小児は，成人よりも体重に占める水分量が多い．このため，いわゆる水毒（p.104）と関連した病態に注意が必要である．

・水毒の特徴として，嘔吐，下痢，鼻や気道粘膜の分泌過多，浮腫傾向（非特異的）などに留意する必要性がある．

・水毒に用いる五苓散は，小児に応用が広い．

●母子の心身相関に注意が必要

・小児は自我が未熟であり，母親などの影響を受けやすい．

・小児では心身症を念頭に，家庭環境に注意しなければならない．

・母子関係の影響を認め，患児のみの治療で不十分な場合，母親にも心身医学的治療，あるいは適切な漢方治療が必要である．

・抑肝散は小児心身症に頻用され，古来，母子同服という指示がある．

●小児には"陽証"が多い

・小児は新陳代謝が盛んであり，"陽証"に相当する患者が多い．

・急性証，気道疾患などでは，麻黄剤（麻黄湯，葛根湯，小青竜湯，麻杏甘石湯など）の適応が多い．また，麻黄の副作用例はまれである．

・亜急性から慢性疾患では柴胡剤（小柴胡湯，小柴胡湯加桔梗石膏，柴朴湯，柴苓湯，柴胡桂枝湯など）の適応が多い．

●附子剤と駆瘀血剤の使用頻度は少ない

・附子の副作用（動悸，頻脈，発汗，顔面紅潮など）が出やすく，附子剤（真武湯，桂枝加朮附湯，八味地黄丸など）の使用頻度は低い．

・月経発現以前には，駆瘀血剤（桂枝茯苓丸，桃核承気湯，大黄牡丹皮湯など）はほとんど使用しない．

> 小児の急性症には，五苓散を用いる機会が多い．

小児への投与量

- Augusberger 式による：

    小児投与量＝成人量×(4×年齢＋20)/100

- 小児投与量

新生児	$\frac{1}{2}$年	1年	3年	$7\frac{1}{2}$年	12年	成人
$\frac{1}{20} \sim \frac{1}{10}$	$\frac{1}{5}$	$\frac{1}{4}$	$\frac{1}{3}$	$\frac{1}{2}$	$\frac{2}{3}$	1

2 虚弱児

漢方治療のポイントと適応

- 虚弱児は漢方治療のよい適応である．
- 最もよく用いるのは，小建中湯（反復性臍疝痛）および補中益気湯（疲労倦怠）である．
- 効果判定には3か月程度の継続服用が必要である．
- 目標とする症状の軽減，あるいは食欲および体重の増加，かぜをひきにくくなるなどを認めれば有効と考えてよい．

漢方治療の考え方——虚弱児の漢方的特徴

●**一般的特徴**

- やせて，るいそう傾向のある患者には虚弱児が多い．
- やせていなくても，顔色不良で元気がなく，動作が緩慢で，少しのことでも疲労しやすい患者は虚弱児とみなしてよい．
- どんな病気でも治りにくく再発しやすい．
- 抗生物質や解熱剤などで胃腸障害を起こしやすい．
- 注　漢方薬でも，麻黄を含む処方（麻黄湯，葛根湯，麻杏甘石湯など）で胃腸障害を起こしやすい．

虚弱児には，いわゆる補剤を用いる．

●**胃腸症状からみた特徴**

- 胃下垂，胃アトニー傾向を認める患者には虚弱児が多い．
- 食欲不振，腹痛が起こりやすい，嘔吐や下痢をしやすい，食べすぎると腹痛下痢しやすい，空腹時脱力感など，諸種の腹部愁訴が多い．
- これらの胃腸症状を主とする患者には，小建中湯，六君子湯，人参湯，五苓散などを用いる．

小建中湯（甘くて飲みやすい）が第一選択．

●呼吸器症状からみた特徴

・感冒にかかりやすく治りにくい，扁桃肥大，慢性副鼻腔炎・アレルギー性鼻炎・気管支喘息などを認める患者が多い．
・呼吸器症状が主で栄養状態がよい患者には，小柴胡湯，柴胡桂枝湯など，栄養状態が悪く消化器症状などを伴う患者には，柴胡桂枝乾姜湯，補中益気湯などを用いる．

> 小柴胡湯，柴胡桂枝乾姜湯の副作用：間質性肺炎
> →p.20

●易疲労性

・学校や幼稚園から帰宅後，すぐに横になりたがり，あくびをして元気のない患者，疲れやすいために日常他の子供と一緒の行動ができない患者，微熱が出たり寝汗が続く患者などが該当する．
・小建中湯，黄耆建中湯，補中益気湯などを用いる．

●神経質

・夜中に目覚めやすい．感情の起伏が激しい（泣き虫，怒りっぽい），夜泣きなどを呈する．
・抑肝散，抑肝散加陳皮半夏，甘麦大棗湯，桂枝加竜骨牡蛎湯，柴胡桂枝湯などを用いる．

頻用漢方薬の使用法

◆消化器症状を主とする場合

●小建中湯

・やせて血色の悪い虚弱児で反復性臍疝痛のある患者に用いる．
・かぜをひきやすい子供の体質改善に3か月～数年程度連用する．

> 腹痛を訴える虚弱児には小建中湯．

●人参湯

・〈胃腸虚弱〉でやせた患者の食欲増進に用いる．
・手足が冷たい，下痢しやすい，心窩部拍水音，食欲不振が目標．

●柴胡桂枝湯

・感冒をひきやすく反復性臍疝痛のある患者に用いる．
・栄養状態中等度であることを目標とする．

●五苓散

・急性の嘔吐，下痢，周期性嘔吐に頓服的に用いる．
・嘔吐，下痢のない時期には他剤を用いる．

●六君子湯

・食欲のない虚弱児に用いる．
・食欲が出た場合には連用して栄養状態，体力，気力の増進をはかる．

◆呼吸器症状を主とする場合

● 小柴胡湯
- かぜをひきやすく，一度ひくと長びきやすい小児に用いる．
- 中耳炎，気管支炎，慢性扁桃炎などを併発しやすことが目標．
- 栄養状態はよく，消化器症状は少ない．

● 補中益気湯
- 疲れやすい，かぜをひきやすい虚弱児に用いる．
- 微熱，寝汗，食欲不振の続きやすいことが目標．

● 麻杏甘石湯・五虎湯
- 小児喘息や気管支炎により，痰のからむ咳をする患者に用いる．
- 小柴胡湯に併用するとよい．

● 小青竜湯
- アトピー素因の強い鼻炎，気管支炎，喘息に用いる．

麻杏甘石湯，五虎湯は飲みやすい．

小青竜湯は酸っぱくて飲みにくい．

◆その他

● 抑肝散・抑肝散加陳皮半夏
- 夜泣きをしやすく，怒りっぽい虚弱児に用いる．
- 患者の母親は，神経質で怒りっぽい者が多い．
- やせ型で，腹部大動脈拍動を触れる患者が多い．
- 胃腸症状を訴える〈胃腸虚弱〉者には抑肝散加陳皮半夏を用いる．

● 甘麦大棗湯
- 興奮しやすい，寝つきが悪い，寝ぼけてあくびをする，夜中に泣きじゃくるなどを目標に用いる．

● 黄耆建中湯
- やせて血色の悪い虚弱児で，反復性臍疝痛があり，寝汗の多い患者に用いる．
- 虚弱児の皮膚疾患などにもよい場合がある．

3 小児喘息

漢方治療のポイントと適応

- 漢方治療の目的は，主として発作頻度減少と発作強度軽減である．
- 通院治療が可能で，経口あるいは吸入療法を行っている程度の患者が適応となる．
- 体質改善効果として，感冒に感染しにくくなることも有用である．
- 虚弱児では，栄養状態の改善により，症状軽減することが多い．
- 効果判定には，数か月程度の観察が必要．
- 軽症例では，漢方薬のみで即効を示す例もある．

漢方治療の実際

1. 発作期(主に小〜中発作)

◆漢方治療の考え方

- エフェドリンを含有し，気管支拡張作用を有する麻黄を含む漢方薬(麻杏甘石湯，小青竜湯，神秘湯など)を主に用いる．
- 麻黄を含む漢方薬を，〈胃腸虚弱〉者に用いることは少ない．
- 〈胃腸虚弱〉者の発作期には，西洋医薬によることが多い．

◆頻用漢方薬の使用法

●麻杏甘石湯(まきょうかんせきとう)
- 粘稠痰と喘鳴を伴い，咳込む患者に用いる．
- 〈胃腸丈夫〉な患者が適応．
- 即効性である．

●五虎湯(ごことう)
- 麻杏甘石湯とほぼ同じ使い方をする．

●小青竜湯(しょうせいりゅうとう)
- 泡沫状水様痰が多く，喘鳴を伴う患者に用いる．
- アレルギー性鼻炎を合併することが多い．

●神秘湯(しんぴとう)
- 気道分泌が比較的少なく，呼吸困難，気道狭窄音を主とする患者に用いる．
- 〈胃腸丈夫〉な患者が適応．

2. 非発作期・寛解期

◆漢方治療の考え方

- 比較的〈胃腸丈夫〉な患者では，柴胡を含む漢方薬（柴朴湯，小柴胡湯など）を用いる．麻黄を含む漢方薬を併用することもある．
- 〈胃腸虚弱〉な患者では，虚弱体質を改善する漢方薬（小建中湯，補中益気湯など）を用いる．

◆頻用漢方薬の使用法

●柴朴湯

- 第一選択とする．
- るいそうの著しい患者には用いない．

●小柴胡湯

- かぜをひきやすく，それが発作の誘因になる患者，扁桃肥大がある患者，発熱，中耳炎を繰り返す患者などに用いる．
- 咳込み型の患者には，麻杏甘石湯と併用するとよい．
- 体格体質中等度の患者が適応．

●柴胡桂枝乾姜湯

- やせ型の虚弱者で，消化器症状のない患者が適応．

●小建中湯

- やせ型の虚弱者で，消化器症状，特に腹痛を訴える患者が適応．

●補中益気湯

- 体格体質虚弱で，元気がなく，疲れやすい患者が適応．

西洋医薬との使い分け・併用

●気管支拡張剤

- 麻黄を含む漢方薬が類似作用を示すので，用量に留意する．

●抗アレルギー剤

- 併用に特に問題は見いだされていない．
- 発作が軽減すれば，一種類ずつの薬を徐々に減らす．

●抗生物質・抗炎症剤

- 特に問題はないが，これらで胃腸障害の起こるのは虚弱児であり，長期的には麻黄を含まない漢方薬，特に虚弱者向きのものを選択するとよい．

●ステロイド剤

- 柴朴湯などを併用するとステロイド離脱に有用な場合がある．

柴朴湯，小柴胡湯，柴胡桂枝乾姜湯の副作用：間質性肺炎 → p.20

4 夜尿症

漢方治療のポイントと適応

・漢方治療の対象は，5歳以上程度が適当と思われる．
・小学校高学年から思春期以後は，漢方単独治療では難しい．
・夜尿回数が2回以上のものは西洋医薬を併用したほうがよい．
・効果発現までの期間は個人差が大きい．

頻用漢方薬の使用法

●小建中湯（しょうけんちゅうとう）
・やせた虚弱児で，腹痛を訴えることが多い．
・神経質で頻尿傾向を認める．
・最も使用頻度が高い．

●八味地黄丸（はちみじおうがん）・六味丸（ろくみがん）
・体格中等度で，動作の遅い患者に用いる．
・日中も尿失禁することがあれば目標となる．
・幼児には六味丸を用いる．

●麻黄（まおう）を含む漢方薬（葛根湯（かっこんとう）など）
・〈胃腸丈夫〉で血色良好な患者に用いる．
・熟睡して寝ぼける傾向がある．

●柴胡桂枝湯（さいこけいしとう）
・やや虚弱で，反復性臍疝痛，かぜひき体質などを認める．
・神経質で，心身症傾向を認める場合もある．

> 夜尿症の第一選択は小建中湯．

5 起立性調節障害（OD）

漢方治療のポイントと適応

- 漢方治療のよい適応．
- 虚弱体質の治療に準ずるとよい．
- 半夏白朮天麻湯が第一選択．

頻用漢方薬の使用法

● 半夏白朮天麻湯
- 体格中等度以下では第一選択．
- 頭痛，めまい，消化器症状（食欲不振など）を認めることが目標．

● 補中益気湯
- 虚弱で疲れやすい患者に用いる．頭痛はない．

● 苓桂朮甘湯
- 体格中等度で，めまいを起こしやすい患者に用いる．
- 車酔いしやすいことが目標．

> 低学年のODには苓桂朮甘湯（飲みやすい）．高学年では半夏白朮天麻湯（やや苦い）．

6 周期性嘔吐症

漢方治療のポイントと適応

- 脱水に至らない程度の軽症例は漢方の適応となる．
- 多くの場合，ベースに虚弱体質があり，その治療が必要．

頻用漢方薬の使用法

● 五苓散
- 嘔吐急性期に頓服として用いる．軽症が適応．
- 嘔吐後に口渇を訴え，水を与えると再度嘔吐する患者に使用．

● 柴苓湯
- 嘔吐発作を繰り返す患者によい．

● 小建中湯
- やせ型の虚弱児で臍疝痛を伴う患者に用いる．

> 周期性の嘔吐症には五苓散が第一選択．

10 老年期疾患

1 老年期疾患　総論

老年期疾患と漢方治療の特徴

老年期疾患の特徴	漢方治療の特徴
・診断確定あるいは根治が困難で症状軽減が主目的となる ・生体反応の個人差が大きく，その差が加齢によりさらに増大する傾向がある ・薬の代謝，反応性が若年者と異なり，副作用が出やすい ・個々の症状自体は軽微でも，複数の臓器にわたる疾患が同時にあることが多い ・心身医学的配慮を必要とする例が多い	・漢方的な診断法により症候に応じた治療を行う ・個人差を重視して治療手段を選択できる ・作用が緩徐で副作用が少ない ・一つの漢方薬で，多方面の作用が期待できる ・"心身一如"（心身相関）の立場，漢方薬は心身両面に作用する

漢方治療の考え方

◆病態からみた漢方薬の選択

●代謝機能・生体反応の低下と"温熱剤"

- 高齢者には，服用後に「身体が温まる」とされる，附子，桂皮，乾姜などの生薬を含む"温熱剤"を用いることが多い．
- 附子は，"温熱剤"の代表であり，キンポウゲ科トリカブトの根で，生体機能賦活，鎮痛，強心，利尿などの目的で用いる．主成分アコニチン類には毒性がある．薬用量と中毒量との差が小さく，中毒の初期症状は，のぼせ，嘔気，嘔吐，動悸，しびれ感などである．附子中毒は，漢方でいう陰虚証の人や高齢者では起こりにくく，反対に陽実証の人や乳幼児では起こりやすい．現在の漢方製剤に含まれる附子は減毒処理が行われており，副作用はまれである．
- 附子を含む漢方薬には，八味地黄丸，牛車腎気丸，麻黄附子細辛湯，真武湯，桂枝加朮附湯，桂枝加苓朮附湯，大防風湯などがある．
- "温熱剤"にはそのほか，乾姜，桂皮，人参などがあり，処方としては，人参湯，大建中湯，桂枝加朮附湯などがある．

> 高齢者には附子，人参，地黄を含む漢方薬を頻用．
>
> 温熱剤とは，体を温める薬．

●身体機能低下と"補剤"
- 高齢者は諸種の臓器機能の全般的低下あるいは予備能力の低下がみられるが、これには"補剤"(体力を補う漢方薬の意)を用いる.
- "補剤"には、人参を主とする処方(人参剤)と、人参・黄耆を主とする処方(参耆剤)とがある.
- 人参剤には、人参湯、大建中湯、四君子湯、六君子湯、茯苓飲などがあり、虚弱な高齢者の胃腸障害に頻用する.
- 参耆剤には、補中益気湯、十全大補湯をはじめ、帰脾湯、半夏白朮天麻湯などがあり、虚弱な高齢者の体力増強、全身状態改善に用いる.

> 補剤とは、体力を補う薬.

●体液減少傾向・皮膚粘膜乾燥傾向と"滋潤剤"
- 高齢者は細胞内脱水傾向があり、皮膚粘膜乾燥萎縮、唾液分泌低下、気道乾燥、乾燥兎糞などがみられる. これには"滋潤剤"を用いる.
- "滋潤剤"には、八味地黄丸、牛車腎気丸、炙甘草湯、十全大補湯、人参養栄湯、滋陰降火湯、潤腸湯、当帰飲子、麦門冬湯、柴胡桂枝乾姜湯などがあり、症候により使い分ける.

> 滋潤剤とは、体にうるおいをつける薬.

◆高齢者への使用に注意を要する生薬
●麻黄
- 注 葛根湯、麻黄湯、小青竜湯、麻杏甘石湯などの麻黄を含む漢方薬は、高齢者に副作用を起こしやすい.
- 注 特に虚血性心疾患、高度腎機能障害のある患者には慎重投与.
- 注 排尿障害、胃腸障害、不眠、動悸などを起こしやすい.
- 注 麻黄を含む漢方薬を高齢者に使用する場合、定量の1/2〜2/3程度より投与を始め、経過に応じて必要があれば定量まで増量するほうが安全である.

> 高齢者に麻黄は要注意(p.21参照).

●大黄
- 注 大黄は、大黄甘草湯、調胃承気湯、麻子仁丸、潤腸湯、大承気湯などに含まれるが、高齢者では感受性に個体差が大きいので投与量に注意が必要である.

2 漢方治療の実際

老年期疾患全般

◆老年期疾患全般に頻用する漢方薬

漢方薬	使用目標
八味地黄丸（はちみじおうがん）	・高齢者に頻用する漢方薬である ・古来，老化防止薬，精力増強剤として使用 ・近年，高齢者の免疫賦活に有効との報告がある ・下半身の疲労脱力，歩行困難，腰痛，排尿異常，手足のほてり・冷え，口乾，下肢浮腫など ・胃腸障害のないこと ・下腹部正中の腹筋緊張減弱（臍下不仁（さいかふじん）） ・腰痛症，坐骨神経痛，前立腺肥大症，慢性膀胱炎，糖尿病性末梢神経障害，尿失禁，高血圧症，陰萎
十全大補湯（じゅうぜんたいほとう）	・諸種の慢性疾患で全身が衰弱悪化している患者 ・全身倦怠，顔色不良，貧血，皮膚粘膜乾燥傾向 ・術後の回復促進，悪性腫瘍患者にみられる低栄養状態改善，抗癌剤・放射線療法による副作用軽減など
補中益気湯（ほちゅうえっきとう）	・著しい疲労倦怠感に用いる ・食後眠くなる（重要），手足倦怠，微熱，寝汗，動悸，食欲不振など ・気力がないと訴えるが，抑うつ状態や不眠はない ・腹筋が非常に軟らかい例が多い ・虚弱な老人の多彩な疾患に頻用する ・感冒回復期，慢性胃炎（FD），慢性肝炎，肝硬変，術後回復促進，悪性腫瘍による低栄養状態改善
真武湯（しんぶとう）	・やせ型，無力性体質，顔色蒼白，低体温，低血圧 ・倦怠感，冷え，めまい感，朝起きられない ・軟便下痢傾向，強い腹痛や残便感はない ・高齢者の感冒，慢性下痢，低血圧症，めまい

高齢者に最も多く用いるのは八味地黄丸．八味地黄丸で胃腸障害を起こせば，十全大補湯，補中益気湯などから選用する．

呼吸器疾患

◆疾患からみた頻用漢方薬

疾　患	漢　方　薬
上気道炎	香蘇散，桂枝湯，麻黄附子細辛湯
気管支炎	参蘇飲，麦門冬湯，滋陰降火湯，柴胡桂枝乾姜湯
慢性気管支炎	清肺湯

◆頻用漢方薬の使い方

漢　方　薬	使用目標
桂枝湯	感冒初期，悪寒，微熱，頭痛頭重，発汗傾向，脈の緊張が弱い，やや〈胃腸虚弱〉
香蘇散	感冒初期，頭痛，倦怠感 極めて〈胃腸虚弱〉なもの
麻黄附子細辛湯	感冒初期，気管支炎，気管支喘息に用いる 悪寒が強い，熱感が少ない，顔色不良，倦怠感，頭痛，水様鼻汁，水様喀痰，咽頭痛など
柴胡桂枝乾姜湯	やや〈胃腸虚弱〉な患者の気管支炎 微熱，寝汗，口が乾く，手足の冷え，咳，痰
参蘇飲	極めて〈胃腸虚弱〉な患者の気管支炎
滋陰降火湯	気管支炎，喀痰が少なく強い咳，夜間咳込む 咽喉乾燥感，便秘傾向（兎糞）
清肺湯	慢性気管支炎，痰は多量で粘膿性

消化器疾患

◆疾患と栄養状態からみた頻用漢方薬

疾　患	栄養状態	良好～中等度	不良・やせ型
胃　炎 （FD）	痛みなし	六君子湯 （食欲不振・胃もたれ）	人参湯 （心窩部拍水音顕著）
	痛みあり	安中散（胸やけ）	
過敏性腸症候群		桂枝加芍薬湯	
慢性下痢		半夏瀉心湯 （上腹部緊張）	真武湯 （冷え・低血圧傾向）
便　秘 （兎糞傾向）		桂枝加芍薬大黄湯（腹部ガス多く下剤で腹痛） 麻子仁丸 潤腸湯（皮膚粘膜乾燥萎縮傾向）	

精神・神経疾患

漢方薬	使用目標
黄連解毒湯（おうれんげどくとう）	・脳卒中後遺症，脳血管障害慢性期に用いる ・のぼせ，不眠，赤ら顔，高血圧など
帰脾湯（きひとう）・加味帰脾湯（かみきひとう）	・不眠，抑うつ気分，不定愁訴 ・貧血傾向，〈胃腸虚弱〉
釣藤散（ちょうとうさん）	・朝の頭痛・頭重感，高血圧症，動脈硬化症 ・めまい，不眠，抑うつ傾向，愁訴が多い
抑肝散（よくかんさん）・抑肝散加陳皮半夏（よくかんさんかちんぴはんげ）	・元来は子供の易怒性に用いたが，成人にも有用 ・現在は，神経症，脳卒中後遺症に用いる ・怒りっぽく攻撃的，不眠，不安，動悸が目安 ・体質やや虚弱．腹部大動脈拍動を強く触れる

運動器疾患

漢方薬	使用目標
八味地黄丸（はちみじおうがん）	腰痛，坐骨神経痛，ころびやすい患者 〈胃腸丈夫〉
疎経活血湯（そけいかっけつとう）	坐骨神経痛，肩甲関節周囲炎
防已黄耆湯（ぼういおうぎとう）	変形性膝関節症 "水太り"，筋肉が脆弱で疲労しやすい，多汗，下肢浮腫傾向 〈胃腸虚弱〉
桂枝加朮附湯（けいしかじゅつぶとう）	〈胃腸虚弱〉者の多発性関節痛

泌尿器疾患

漢方薬	使用目標
八味地黄丸（はちみじおうがん）	前立腺肥大症，尿閉，尿失禁，反復性膀胱炎
猪苓湯合四物湯（ちょれいとうごうしもつとう）	慢性反復性膀胱炎
五淋散（ごりんさん）	慢性膀胱炎
清心蓮子飲（せいしんれんしいん）	〈胃腸虚弱〉者の膀胱炎，尿道炎など

その他

漢方薬	使用目標
当帰飲子（とうきいんし）	老人性皮膚瘙痒症

11 運動器疾患

① 運動器疾患　総論

漢方治療のポイント！

❶ 疼痛の部位・原因・性状などにより異なる漢方薬を用いる．鎮痛効果は個人差が大きい．

❷ 鎮痛効果以外の全身への作用も期待できる．

❸ 即効性がなくても長期服用で徐々に効果の現れる場合がある．

漢方治療の適応

・腰痛症，坐骨神経痛
・変形性膝関節症
・関節リウマチ（軽症例）
・肩こり，頸こり
・頸肩腕症候群など

漢方治療の考え方

○関節炎には麻黄を含む漢方薬を用いることが多い．

・麻黄には，プソイドエフェドリンが含まれ，鎮痛抗炎症作用が強く，非ステロイド系抗炎症剤に似た作用がある．

・ただし，麻黄剤は有害作用が出やすく，使用上の注意が必要(p.141)．

○寒冷による疼痛悪化傾向があれば，身体を温める作用のある生薬(附子，当帰，桂皮，乾姜，細辛，川芎など)を用いる．

○虚弱者，高齢者の関節炎，筋肉痛，神経痛には，附子を含む漢方薬を用いる．

・附子には，身体を温める作用，鎮痛作用，利尿作用などがある．

・低体温傾向，自覚的冷え，四肢の関節疼痛，四肢の冷えなどの症状に用いる．

・アコニチン類などを含有する．

・いわゆる神経痛には，附子剤が頻用される．

・附子を含む漢方薬には，桂枝加朮附湯，大防風湯，八味地黄丸，牛車腎気丸，麻黄附子細辛湯，桂枝加苓朮附湯，桂芍知母湯などがある．

○当帰・川芎を含む漢方薬も，冷えによって痛みが悪化する例に用いる．
・薏苡仁湯，大防風湯，当帰四逆加呉茱萸生姜湯，当帰芍薬散など．
○筋痙攣性疼痛には芍薬を含む漢方薬を用いる．
・腓腹筋痙攣(攣縮)すなわち"こむらがえり"には芍薬甘草湯を頓服として用いる．
・芍薬は，桂枝加朮附湯，小建中湯，柴胡桂枝湯などにも含まれる．
○全身の栄養状態低下した例には補剤を用いる．
・虚弱者の関節リウマチ，慢性腰痛症などに用いる機会がある．
・補中益気湯，十全大補湯，大防風湯などである．
○関節炎で腫脹した状態，神経痛で局所の浮腫があるもの，また水毒の症状を認めるものには利水剤を用いる．
・防已，黄耆，白朮，蒼朮，茯苓などの生薬を含む漢方薬であり，防已黄耆湯，桂枝加朮附湯，当帰芍薬散などである．麻黄も利水剤の一種である．

> "こむらがえり"に芍薬甘草湯は即効がある．

麻黄剤使用上の注意

注) 麻黄を含む漢方薬は，虚弱者や高齢者で副作用に注意が必要である．すなわち，胃腸障害，虚血性心疾患悪化，腎障害悪化，排尿障害，不眠，興奮，動悸，異常発汗などを起こすことがあり，この場合はただちに減量または使用中止する．
・麻黄を含む漢方薬には，越婢加朮湯，薏苡仁湯，麻杏薏甘湯，葛根湯，麻黄附子細辛湯などがある．

頻用漢方薬

●越婢加朮湯
・関節リウマチ，変形性膝関節症，関節炎などで，関節の腫脹，疼痛，熱感が顕著な患者に用いる('麻黄剤使用上の注意'の項参照)

●薏苡仁湯
・関節リウマチ，多発性関節炎で，炎症軽度の例に用いる．麻黄を含み，注意が必要．

●桂枝加朮附湯
・やせ型，〈胃腸虚弱〉，血色不良，手足が冷えるという患者の関節痛，腰痛，膝関節痛，坐骨神経痛に用いる．〈胃腸虚弱〉者によい．

● 防已黄耆湯

・変形性膝関節症で，膝関節に水がたまりやすい例に用いる．
・水太り，色白，多汗，下腿浮腫などを認める例が対象．

● 大防風湯

・関節リウマチで，経過が長く，体力衰え，顔色不良で貧血傾向がある患者に用いる．関節の腫脹，熱感，疼痛は軽度な例が対象．
・手足と身体全体が冷え，皮膚粘膜の乾燥萎縮傾向のある例が多い．

● 八味地黄丸・牛車腎気丸

・中年以後の腰痛症，坐骨神経痛に用いる．老人に使用頻度が高い．
・中等度～やや肥満傾向のある例が多い．
・前立腺肥大症，糖尿病，腎疾患，高血圧症などを伴うこともある．
・牛車腎気丸は，八味地黄丸に牛膝と車前子が加わった処方．八味地黄丸無効例によい．

● 当帰四逆加呉茱萸生姜湯

・冷えによって誘発，増悪する痛み，腰痛症，坐骨神経痛に用いる．
・多くはやせ型で顔色悪く，冬季はしもやけになりやすい傾向がある．
・冷えると，腹痛，下痢，頭痛などを起こしやすい患者が多い．

● 芍薬甘草湯

・筋肉の痙攣性疼痛，腓腹筋痙攣（こむらがえり）に用いる．
・短期服用または頓服で用いる．

2 関節リウマチ

漢方治療のポイントと適応

・症状の軽いものは，漢方治療を第一選択としてよい．
・高齢者や〈胃腸虚弱〉者も，まず漢方薬での対処を考えてよい．
・冷えると症状が悪化する患者はよい適応．
・リウマチの活動性が高く炎症症状が強い者は，西洋医薬を優先する．
・西洋医薬が有効かつ副作用がない場合は，漢方治療の適応ではない．

漢方薬の鎮痛効果は比較的弱い．

漢方治療の考え方

- 最初に考えるべきことは，患者の虚実である．実とは〈胃腸丈夫〉で栄養状態良好な状態，虚とは〈胃腸虚弱〉で栄養状態不良な状態である．
- 〈胃腸丈夫〉な患者には，生薬・麻黄を含む漢方薬を用いる．越婢加朮湯，薏苡仁湯などである．
- 〈胃腸虚弱〉な患者には，麻黄を含む漢方薬は用いない．桂枝加朮附湯，大防風湯などである．
- 冷えが強く，冷えにより症状増悪する患者には，生薬，当帰，附子などを含む漢方薬を用いる．当帰を含むのは薏苡仁湯，大防風湯など，附子を含むのは桂枝加朮附湯，大防風湯などである．
- 〈胃腸虚弱〉で栄養状態の低下した患者には，生薬，人参，黄耆を含む漢方薬を補助的に用いる．大防風湯，十全大補湯，補中益気湯などである．ただし，これらは直接的な鎮痛効果は微弱である．
- 本症では，朝，手が握りにくいなどの非特異的な浮腫傾向があるが，これは漢方医学で"水毒"(p.104)と呼ぶ病態である．これには，生薬，朮，茯苓，麻黄，附子などを含む漢方薬を用いる．上記の頻用漢方薬には，これらの生薬が含まれる．
- そのほか，当帰芍薬散，附子などを上記に併用あるいは加味して用いることが多い．

頻用漢方薬の使用法

◆比較的〈胃腸丈夫〉患者（虚実中間から実証）の処方

●越婢加朮湯
- 局所の関節炎が急性または活動性のもの．
- 筋肉のしまりがよく，栄養状態良好な患者が適応．

●薏苡仁湯
- 局所の関節炎が亜急性で活動性の低いもの．
- 筋肉のしまりはよく，栄養状態良好．

●桂枝二越婢一加朮附湯
- 上記二処方同様，比較的痛みの強い患者に用いる．
- やや虚弱な患者まで使用できる．
- エキス製剤では，桂枝加朮附湯（常用量の2/3）と越婢加朮湯（常用量の1/3）とを混合して代用する．

◆比較的〈胃腸虚弱〉な患者(虚証)の処方
● 桂枝加朮附湯
・痛みの軽い例が適応.
・冷え症でやせ型の虚弱者に用いる.
● 大防風湯
・病歴が長く，栄養状態不良で，冷え症の患者に用いる.
・直接的鎮痛効果は弱い.
・全身状態改善を目的に用いる.

漢方薬使用上の注意

注 麻黄を含む漢方薬(p.21)は，〈胃腸虚弱〉者，高齢者，心疾患，腎疾患のある患者には慎重に投与する必要がある．虚血性心疾患増悪，排尿障害，腎機能悪化などの起こる可能性がある．

注 附子および附子を含む漢方薬(p.22)を使用する場合は，過剰投与により，熱感，ほてり，発汗，しびれ，嘔吐，動悸，不整脈などをきたすことがあるので，少量から症状を観察しながら漸増すること．

（関節リウマチの頻用漢方薬）

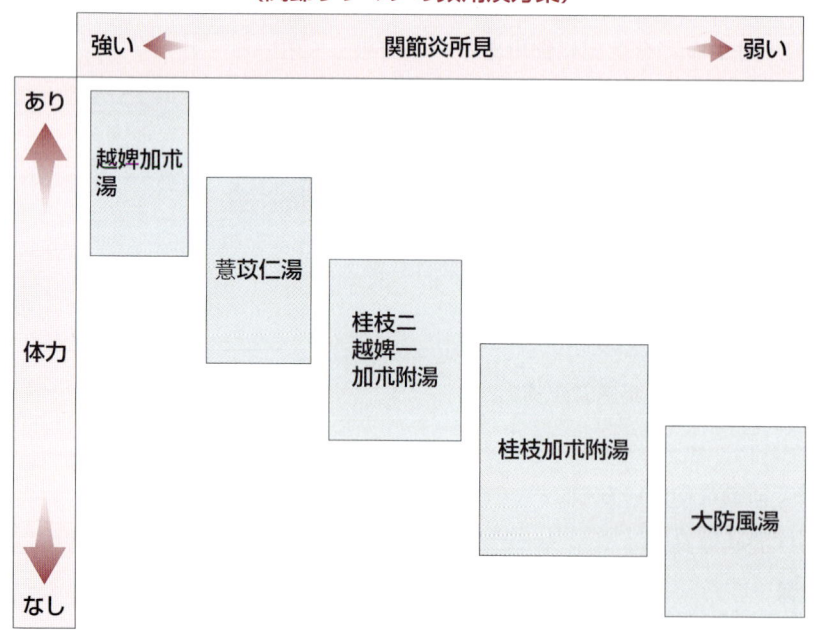

強い ← 関節炎所見 → 弱い

あり ↑ 体力 ↓ なし

越婢加朮湯
薏苡仁湯
桂枝二越婢一加朮附湯
桂枝加朮附湯
大防風湯

参考文献
1) 関　直樹：慢性関節リウマチ—漢方治療のABC—．日本医師会雑誌，108(5)：178-180，1992.

3 腰痛・坐骨神経痛

漢方治療の適応と不適応

- 一般に慢性の痛みは漢方治療のよい適応.
- 冷えにより症状増悪するものには効果的である.
- 高齢者,〈胃腸虚弱〉者には,漢方薬を第一選択としてよい.
- 明らかに器質的な原因があるときは,漢方治療の適応は少ない.

漢方治療の考え方

- いわゆる坐骨神経痛は,漢方治療のうえでは腰痛症とほぼ同じ処方が使用されるため,ここに併せて述べることとする.

◆"腎虚"

- 東洋医学では,腰痛,坐骨神経痛の一因に"腎虚"をあげる.
- 『金匱要略』などの古典によれば,腎虚とは,加齢によって腰痛,排尿異常,性機能低下,耳鳴りなどが起こることとされる.
- 臨床的には,八味地黄丸の適応となるような病態がその典型と考えられている.

◆附子・当帰などの鎮痛効果

- 痛みが冷えにより悪化しやすい場合,附子や当帰などの身体を温める作用のある生薬の配合された漢方薬を用いることが多い.
- 身体を温める作用のある生薬を温薬といい,附子,当帰のほか,桂皮,乾姜,細辛,川芎などがこれに相当する.

●附子

- アコニチンなどの成分を含有する.
- 新陳代謝機能の低下と推定される状態に対して用いる.
- 臨床上,身体を温める作用,鎮痛作用,利尿作用などを認め,低体温傾向,冷え症,四肢の関節痛などの症状に用いる.

●当帰

- 冷えに用いる生薬の代表であり,鎮痛効果もある.
- いわゆる"温性駆瘀血剤"の一つである.

◆"瘀血"

- 腰痛，坐骨神経痛にいわゆる駆瘀血剤の有用な例がある．
- 瘀血は，うっ血，微小循環障害，凝固線溶系異常などの複合した症候群と推定される．

●いわゆる瘀血の徴候

・皮膚粘膜症状	どす黒い皮膚，さめはだ，小静脈うっ血，皮膚粘膜の紫斑点，口唇・歯肉・舌の暗紫色化，手掌紅斑
・自覚症状	口乾，腹部膨満感，全身・局所の煩熱感
・特定の腹証	下腹部全体の腹壁が硬く膨隆し，触診上，指先に抵抗感・膨満感・圧痛のある状態
・その他	月経障害，下肢静脈瘤，痔疾などを認めることが診断上参考になる

漢方治療の実際

- 急性腰痛（"ギックリ腰"）の初期には，芍薬甘草湯を用いる．
- 遷延例で手足冷えを伴う患者には，当帰四逆加呉茱萸生姜湯を用いる．
- 中高年の慢性腰痛症には，八味地黄丸が第一選択である．
- 〈胃腸虚弱〉で八味地黄丸を服用できない例には，疎経活血湯を用いる．
- 中年女性にみられる起床時の腰痛症には，五積散がよい．
- 妊娠中および出産後の腰痛症には，当帰芍薬散が有用である．

頻用漢方薬

漢方薬	主たる使用目標	随伴症状・参考となる所見など
八味地黄丸	中高年の慢性腰痛症・坐骨神経痛の第一選択	下半身の衰え（前立腺肥大症状，尿失禁，歩行障害など），〈胃腸丈夫〉，"小腹不仁"
疎経活血湯	疲労状態で発症した腰痛・坐骨神経痛	慢性例，夜間悪化傾向，八味地黄丸で胃腸障害の出る例，下腹部圧痛のある例もある
五積散	中年女性の朝起床時に強い腰痛・坐骨神経痛	冷えのぼせ，更年期，八味地黄丸で胃腸障害の出る例
芍薬甘草湯	急性の強い筋攣縮性腰痛 "ギックリ腰"の初期	局所の筋緊張著明で圧痛あり，即効あり，効果判定は簡単
当帰四逆加呉茱萸生姜湯	"ギックリ腰"の遷延化例・付随する坐骨神経痛	手足の冷えが強い，しもやけ，生理痛，冷えにより下腹痛・下痢など悪化，やせ型
当帰芍薬散	妊娠中・出産後の腰痛 中絶・流産歴のある腰痛	生理時悪化傾向，色白，手足のむくみ感，足冷え，不妊，生理痛

中高年の慢性腰痛症には八味地黄丸が第一選択．

頻用漢方薬の使用法

◆比較的〈胃腸丈夫〉な患者（実証）の処方

●八味地黄丸

- 中高年以後の腰痛症，坐骨神経痛に用いる．
- "腎虚"（p.144）の処方である．
- 徹夜や長時間労働，長時間運転など，無理を重ね，疲れて起こった腰痛およびそれに随伴する坐骨神経痛に有効性が期待できる．
- 腰のしびれ，足のしびれ，足の力がない，足の浮腫などを訴えることも使用の目標になる．
- 口渇，口乾（口が乾くだけで水を飲みたくはない），夜間頻尿，足底のほてり感あるいは逆に冷え，などの症状を伴う場合が少なくない．小便が出にくかったり多尿のこともある．
- 前立腺肥大症，糖尿病，腎疾患，高血圧症などを伴うこともある．
- 〈胃腸丈夫〉であることが必要条件で，本処方服用後に食欲低下，下痢などが起こる患者は不適応である．
- 八味地黄丸の腹証は，"小腹不仁"（p.16）と呼ばれるものである．臍の下の皮膚が軟らかく，圧迫すると指が皮下に抵抗なく入っていくような感覚を覚える．下腹部全体の腹筋の緊張が減弱しているものもあり，これもまた八味地黄丸を用いる．
- 急性期で，体動により疼痛が増す例には，芍薬甘草湯を併用する．

●牛車腎気丸

- 八味地黄丸適応症に類似する．
- 八味地黄丸で一定の効果を認め，さらに強めたい場合に用いる．無効例に試みてもよい．
- 近年，糖尿病性末梢神経障害に有効性が高いとされる．

●五積散

- 冷えのぼせ傾向を訴える腰痛症，坐骨神経痛に有効な例がある．
- 中高年女性に用いる機会が多い．
- 体質的には中等度ないしやや虚証である．
- 朝の起床時から腰痛がひどい患者に用いるとよい．

● 疎経活血湯
- 疲労が重なって起こったと考えられる坐骨神経痛，腰痛に用いる．
- 古典では酒色過度によって起こった腰痛，坐骨神経痛に用い，夜間増悪傾向があるとされるが，必ずしも，こだわる必要はない．

● 桂枝茯苓丸
- 体質体格中等度ないしやや強い患者で，下腹部圧痛など，"瘀血"の所見（p.146）がみられる例に用いる．
- 便秘はないか，あっても軽い．打撲や転倒をきっかけに発症したことが使用の手がかりになる．

● 桃核承気湯
- 体質体格が強く，のぼせ，動悸，頭痛（気の上衝）などを伴い，下腹部の強い圧痛（小腹急結，p.17）を呈する患者に用いる．
- 便秘傾向が多い．
- 実証の駆瘀血剤の一種である．

● その他
- 葛根湯，柴胡桂枝湯など．

◆ 比較的〈胃腸虚弱〉な患者の処方

● 当帰四逆加呉茱萸生姜湯
- 冷えによって誘発され，また冷えると増悪するものに用いる．
- やせ型で顔色が悪く，冬季はしもやけになりやすい傾向がある．
- 冷えにより，腹痛，下痢，頭痛などを起こしやすい．

● 当帰芍薬散
- 体質虚弱な冷え症の女性に用いる．
- 特に，妊娠中や産後に発症した腰痛，坐骨神経痛によい．

● 桂枝加朮附湯
- 虚弱体質で冷え症の患者（陰虚証）の腰痛，坐骨神経痛に用いる．
- 他の処方では胃が悪くなる患者に服用させるとよい．

● 十全大補湯
- 八味地黄丸で胃腸障害を起こす患者に用いる．
- 皮膚粘膜の乾燥萎縮傾向，手足の冷えを認める例が多い．
- 疲労倦怠の強い患者によい．

● 補中益気湯

・〈胃腸虚弱〉で，疲れやすい患者の慢性腰痛に用いる．
・十全大補湯で胃腸障害を起こす例によい．
・腹部軟弱な例が多い．

● その他

・柴胡桂枝乾姜湯，小建中湯などを用いる機会もある．

◆ 急激に起こった腰痛に用いる処方

● 芍薬甘草湯

・筋肉の痙攣性疼痛を緩解する．
・急激に起こった強い腰痛（いわゆるギックリ腰）に用いる．
・腰背部の筋肉の緊張が非常に強く，体動に伴って痛みが増悪し，おじぎもできないということを目標にする．
・通常，即効性がある．
・無効例には当帰四逆加呉茱萸生姜湯を試みるとよい．

コラム 腰部脊柱管狭窄症
（間欠性跛行や下肢シビレ感などの症状改善に，漢方薬が有用な例がある）

○**当帰四逆加呉茱萸生姜湯** ⇒ しもやけの薬として名高いが，循環改善剤という側面があり，腰痛や間欠性跛行によい場合がある．やや虚弱者まで広く用いうる．服用後に胃腸障害が出れば中止．

○**八味地黄丸・牛車腎気丸** ⇒ 〈胃腸丈夫〉な者で，上腹部に比べて下腹部が軟らかいという腹部所見があれば考慮する．

○**疎経活血湯** ⇒ 〈胃腸丈夫〉な者で，上記漢方薬が無効な場合に試みに用いるとよい．

4 変形性膝関節症

漢方治療の適応と不適応
・初期の変形性膝関節症は，漢方治療のよい適応である．
・骨，軟骨の変形が強く痛みも激しい場合，漢方治療の適応は少ない．

漢方治療の考え方
・漢方薬は，体格・体質などの全身状態を考慮して選択する．局所所見や症状のみにとらわれないこと．
・むくみやすさ(水毒傾向)，冷えの有無に留意する．
注 麻黄を含む漢方薬(越婢加朮湯)などは，副作用に注意する．

頻用漢方薬の使用法

●防已黄耆湯
・汗かきで，むくみやすく，疲れやすい患者に用いる．
・皮膚や筋肉が軟弱で，ぶよぶよした触感のあることが目標．
・鎮痛効果は緩徐で，効果発現までに時間を要することが多い．
・麻黄を含まないので副作用が少なく，胃腸障害はまれである．
・体質中等度の患者では，越婢加朮湯と半量ずつ併用するとよい．

●越婢加朮湯
・体格頑健，体質強壮で〈胃腸丈夫〉な患者に用いる．
・皮膚や筋肉は比較的緊張がよい．
・鎮痛効果は比較的強く，早期に発現する．
注 麻黄を含むので副作用に留意する必要がある．特に〈胃腸虚弱〉者，高齢者，心疾患を有する患者などには慎重に投与しなければならない．

●桂枝加朮附湯
・〈胃腸虚弱〉で心窩部拍水音を認める例，やせ型，冷え症の患者に用いる．
・鎮痛効果は比較的弱いが，副作用は少ない．
・効果発現には時間がかかることが多い．

変形性膝関節症で膝に水がたまる肥満女性には，防已黄耆湯．

12 皮膚疾患

① 皮膚疾患　総論

漢方治療の意義

- 難治性皮膚疾患に漢方治療の効果が期待されている.
- 西洋医学的治療が有効と思われる急性例には漢方薬は不要である.
- 慢性例, 難治例では漢方治療を単独または併用で試みる価値がある.
- 漢方治療の効果は個人差が大きく, 効果発現までの期間が長いということを知っておく必要がある.

> 皮膚疾患においては, 皮膚科的治療を行わずに, 漢方薬のみで改善する例は少ない.

漢方治療の適応

- 慢性湿疹
- アトピー性皮膚炎
- 慢性蕁麻疹
- 皮膚化膿症, 尋常性痤瘡
- 指掌角皮症
- 皮膚瘙痒症
- 掌蹠膿疱症
- 尋常性乾癬
- 円形脱毛症
- 凍瘡（しもやけ）
- 火傷（軽症）

漢方治療の考え方と漢方薬使用上の注意

- 比較的急性例で局所の赤みと熱感の強い例には, 黄連解毒湯, 清上防風湯など, 黄連を含む漢方薬を用いることが多い.
- 局所の赤みが少なく, 乾燥性の例には, 温清飲, 当帰飲子など, 地黄を含む漢方薬を用いることが多い.
- やせ型の虚弱体質者には, 桂枝加黄耆湯, 黄耆建中湯など, 黄耆を含む漢方薬を用いることが多い.

- 漢方薬の効果発現は緩除であり，ただちにステロイド外用剤の代わりはできない．
- 便秘がある例では，大黄（だいおう）を含む漢方薬を併用すると効果が高まる．
- ㊟桂皮（けいひ），当帰（とうき），川芎（せんきゅう），地黄（じおう），人参（にんじん）などを含む漢方薬では，まれに悪化する例がある．

頻用漢方薬

● 黄連解毒湯（おうれんげどくとう）
- 局所の赤み，熱感が強い皮膚炎，湿疹，蕁麻疹に用いる．
- 体質体格中等度以上．

● 十味敗毒湯（じゅうみはいどくとう）
- 化膿性皮膚疾患，慢性湿疹，慢性蕁麻疹，アトピー性皮膚炎などに用いる．
- 局所の化膿傾向がある場合には使用を考慮する．
- 体質体格は中等度．

● 消風散（しょうふうさん）
- 慢性湿疹，アトピー性皮膚炎で，分泌物が比較的多く，痒みを伴うものに用いる．
- 体質体格中等度以上．

[参　考]
● 温清飲（うんせいいん）
- 慢性皮膚疾患で，局所が赤く熱感があり，乾燥して痒みのある患者．
- アトピー性皮膚炎，慢性湿疹，慢性蕁麻疹などに使用．
- 医療用漢方製剤の効能効果には「皮膚の色つやが悪い者」に用いるとされる．

2 湿疹・アトピー性皮膚炎

漢方治療のポイントと適応

- 慢性湿疹，アトピー性皮膚炎，指掌角皮症などが漢方治療の適応となりうる．
- いずれの疾患でも，病像が類似すれば同一漢方薬を用いる．
- 西洋医学的治療に抵抗性を示す慢性難治例に用いる機会が多い．
- 細菌性皮膚感染症，皮膚真菌症などは，抗生物質や抗真菌剤などが第一選択となる．
- 軽症例が漢方治療の適応であり，急性例，重症例ではステロイド剤外用をはじめとする西洋医学的治療を優先する．
- 漢方治療を行う場合でも，スキンケアなど，非薬物療法に関する一般的注意が必要である．
- 疾患の性質上，効果判定には4週から3か月程度は必要となる．
- 皮膚疾患の漢方治療はむずかしく，試行錯誤によるほかない場合が多い．

頻用漢方薬の使用法

●黄連解毒湯

- 皮膚局所の炎症が強く，発赤，腫脹，熱感の著しいものに用いる．
- 慢性湿疹，アトピー性皮膚炎に応用される．
- 〈胃腸虚弱〉で下痢傾向の患者には用いない．
- 皮膚局所の分泌物が多い例には効きにくい．

●十味敗毒湯

- 小丘疹が散在して化膿傾向がある患者に用いる．
- 亜急性ないし慢性の湿疹や皮膚炎に使用する．
- 水疱を形成するもの，滲出性で痂皮を形成するもの，皮膚の発赤乾燥傾向の著しいものには効きにくい．
- 体質中等度の患者が対象となる．

●温清飲・柴胡清肝湯・荊芥連翹湯

- 皮膚局所の発赤，熱感，および乾燥落屑傾向のあるものに用いる．
- 体質中等度以上の患者が対象となる．
- 慢性湿疹，アトピー性皮膚炎，指掌角皮症などに使用する．
- ときに服用後に悪化する患者があり，この場合，黄連解毒湯を用いる．

赤みの強い皮膚炎には黄連解毒湯（ただし苦い）．

● **消風散**
・皮膚局所の発赤，熱感があり，粘稠性分泌物の多いものに用いる．
・体質中等度以上の患者が対象となる．
・慢性湿疹，アトピー性皮膚炎，指掌角皮症などに使用する．

● **治頭瘡一方**
・小児頭部湿疹，脂漏性湿疹に用いる．
・体質中等度以上で便秘傾向のある患者が対象．

● **桂枝加黄耆湯・黄耆建中湯**
・虚弱体質者の慢性湿疹，アトピー性皮膚炎などに用いる．
・皮膚局所の軽微な発赤，熱感，漿液性分泌物などが目標．
注 体質的に虚弱でも，皮膚局所の炎症が強い例では，服用後に悪化することがあり，注意が必要．

● **温経湯**
・虚弱者の指掌角皮症などに使用する．
・月経困難症，月経不順を伴うことも目標となる．

治療上の注意

・便秘している患者では，大黄を含む漢方薬(大黄甘草湯，麻子仁丸など)を併用すると，皮膚症状も改善することが多い．
・いわゆる瘀血の徴候(下腹部圧痛，月経困難，舌縁暗紫色化，細静脈怒張など)を伴う場合，駆瘀血剤(実証では桂枝茯苓丸，桃核承気湯など，虚証では当帰芍薬散など)を併用すると効果的な例がある．

桂枝加黄耆湯(煎じ薬)の一日量は，桂皮，芍薬，大棗各4g，甘草2g，黄耆3g，生姜1g(『経験・漢方処方分量集』，医道の日本社)．以上の生薬を水600mLに入れ，40分前後かけて半量に煎じ，滓を除いて，2～3分服する．

> **一口メモ** 皮膚病には大黄を入れるとよい
>
> 大黄には，下剤としての効果だけでなく，抗炎症作用，抗菌作用などがある．また，漢方の立場から言えば駆瘀血作用・順気作用があると考えられる．このため，治りにくい慢性疾患などには少量でも大黄を入れたほうがよいことが多い．とくに皮膚病(皮膚炎，蕁麻疹，湿疹など)では，急性期でも大黄を加えると有用なことが多い．十味敗毒湯，桂枝茯苓丸加薏苡仁などに，少量のダイオウ末や大黄を含む漢方薬を併用すると効果的である．腹痛が強く不快な下痢をする例には使用できないが，1日1-2回軟便程度で不快感の出ないぐらいに大黄の量を加減する．

3 蕁麻疹

漢方治療のポイントと適応

・急性期は西洋医学的治療を優先する.
・亜急性期から慢性期に漢方治療を行う.
・慢性期に最も使用頻度の高いのは十味敗毒湯である.

頻用漢方薬の使用法

● 十味敗毒湯（じゅうみはいどくとう）

・慢性蕁麻疹の第一選択.
・体格中等度の患者が適応.
・皮膚の化膿しやすいアトピー素因をもつ患者によい.

● 茵蔯五苓散（いんちんごれいさん）

・亜急性期から慢性期の蕁麻疹が適応.
・体格体型にこだわる必要はない.
・朝，手指が握りにくく顔がむくむ，夕方足がむくむ，舌歯圧痕など，いわゆる水毒徴候（非特異的浮腫傾向）を認めることが目標となる.

● 茵蔯蒿湯（いんちんこうとう）

・急性期から亜急性期の蕁麻疹が適応.
・体格中等度で便秘傾向のある患者に用いる.

● 柴胡桂枝湯（さいこけいしとう）

・体格中等度からやや やせ型の患者の慢性蕁麻疹に用いる.
・心身症傾向があり，ストレス性に悪化する患者によい.
・ストレス性胃炎を伴うことが多い.

治療上の注意

・便秘している場合，大黄（だいおう）を含む漢方薬（大黄甘草湯（だいおうかんぞうとう），調胃承気湯（ちょういじょうきとう），大承気湯（だいじょうきとう）など）を併用すると治療効果が高まることが多い.

> **一口メモ** ◎魚毒とシソ（紫蘇）の葉
>
> 　料理屋などで出される刺身には必ずシソの葉を敷いてある．これは古人の生活の知恵というものである．
>
> 　古人は魚には特有の毒があると信じ，魚毒と呼んだ．魚を食べた後に蕁麻疹が起こりやすいことを，こう呼んだのであろうか．魚毒を中和するにはシソの葉がよいとされる．魚で起こった蕁麻疹に，シソの葉の入った香蘇散が使用されるゆえんである．刺身に付いているシソの葉は，食べたほうがよいということになる．しかし，シソのどのような成分にこうした働きがあるのか，今のところわかっていない．
>
> 　余談であるが，ワサビやショウガと魚，あるいはコショウやカラシと肉を一緒に食べることも魚や肉の中毒を防ぐとされており，単に矯味料としてばかりでなく，それなりの意味がある．これらは，いずれも健胃作用や駆風作用のある植物であり，また腸管内異常発酵防止にも一役買っていると推察される．ショウガは漢方薬でも健胃鎮嘔剤として使用されている．また，ワサビには魚の寄生虫を殺す作用があることも知られている．魚毒という意味の中には寄生虫症の意も含まれるのであろう．

④ その他の皮膚疾患

尋常性痤瘡（にきび）

● **清上防風湯**
- 赤く化膿するにきび．体質中等度以上の患者に用いる．

● **桂枝茯苓丸加薏苡仁**
- 体質中等度以上の女性で，瘀血の徴候（下腹部圧痛，月経困難，舌縁暗紫色化，細静脈怒張など），月経時悪化傾向のある患者に用いる．

● **当帰芍薬散**
- 虚弱な女性のにきびに用いる．
- 月経時悪化，冷え症，むくみやすい，貧血傾向などが目標．

● **荊芥連翹湯**
- 以上の無効な例に用いる．体質中等度．

尋常性乾癬

●温清飲・柴胡清肝湯・荊芥連翹湯

・体質中等度の患者に用いる．有効率は低いが，ときに一定の効果をみる．

しもやけ

●当帰四逆加呉茱萸生姜湯

・第一選択．

●当帰芍薬散

・上記無効時．

●紫雲膏

・軽症例に外用．

・使用上の注意は「火傷」の項参照．

火　傷

●紫雲膏

・軽症例に外用．

・重症例，化膿傾向のある患者，本剤過敏症の疑われる例などを除く．

13 耳鼻咽喉科領域疾患

漢方治療のポイントと適応

- 耳鼻咽喉科領域には慢性疾患が多く，治療は長びきやすい．また，高齢者が多い．この点で，西洋医薬よりも漢方薬の適応となることが少なくない．
- 鼻炎，副鼻腔炎に対して漢方薬は一定の効果が期待できる．
- いわゆる咽喉頭異常感症に対しても有効性が認められている．
- 慢性の耳鳴り，めまいに漢方薬が有効な場合がある．

漢方治療の考え方

◆アレルギー性鼻炎

- 小青竜湯が頻用される．
- 小青竜湯は，手足が冷えやすく（陰証），むくみやすい（水毒）体質の患者に用いる．
- 小青竜湯無効時には以下を用いる．

漢方薬	栄養状態	使用上のポイント
麻黄附子細辛湯	中等〜虚弱	冷えが強い
葛根湯	中等〜良好	首肩こり
葛根湯加川芎辛夷	中等〜良好	副鼻腔炎合併
麻黄湯	良好	鼻閉が強い

> アレルギー性鼻炎には，小青竜湯が第一選択．

◆鼻炎・副鼻腔炎

- 急性例では，抗生物質，耳鼻科的処置など，西洋医学的治療による．
- 上記無効時，および慢性例には，漢方治療が適する．

●急性症状の強い例

漢方薬	栄養状態	使用上のポイント
葛根湯	中等〜良好	頭痛，後頭部のこり，膿粘性鼻汁
葛根湯加桔梗石膏	中等〜良好	咽喉頭部の炎症疼痛
葛根湯加川芎辛夷	中等〜良好	副鼻腔炎では第一選択
麻黄湯	良好	鼻閉を目標に，乳幼児に頻用
小青竜湯	中等〜虚弱	鼻水，くしゃみ，むくみやすい
麻黄附子細辛湯	中等〜虚弱	鼻水，くしゃみ，冷えが強い

> 副鼻腔炎急性例には葛根湯加川芎辛夷，慢性例には辛夷清肺湯．

●遷延化・慢性例

漢方薬	栄養状態	使用上のポイント
辛夷清肺湯	中　等	慢性副鼻腔炎，葛根湯加川芎辛夷無効例
排膿散及湯	中等～やや虚弱	他剤無効例に試みるとよい例がある

●その他
- 虚弱体質で難治性の場合(陰証，虚証)には，補剤を用いる．
- 補剤には，十全大補湯(貧血，易疲労が目標；以下同じ)，補中益気湯(慢性疲労)，半夏白朮天麻湯(頭痛，めまい)，小建中湯(腹痛)，黄耆建中湯(寝汗，倦怠)などがある．

◆咽喉頭異常感症

漢方薬	栄養状態	使用上のポイント
半夏厚朴湯	中等～虚弱	経過の短い例．不安神経症傾向
柴朴湯	中等～虚弱	経過の長い例．慢性咽頭炎にも可

◆めまい

漢方薬	栄養状態	使用上のポイント
苓桂朮甘湯	すべて可	急性例の第一選択
半夏白朮天麻湯	虚　弱	慢性再発例で胃下垂顕著．頭痛

内耳性めまいには，苓桂朮甘湯．

◆耳鳴り
- 下半身脱力，腰痛，排尿異常などを伴い，加齢によると思われる例には，八味地黄丸を用いる．胃腸障害が起これば不適応である．

◆再発性鼻出血
- 血色良好な例(実証)には三黄瀉心湯，黄連解毒湯を用いる．
- 血色不良な例(虚証)には小建中湯を用いる．

14 悪性腫瘍

漢方治療のポイントと適応

- 漢方薬には臨床的に認められるほどの明らかな抗腫瘍作用はない．
- 手術，化学療法，放射線療法などに補助的に用い，患者のQOL改善や延命効果を期待して用いるのが現状である．
- 補中益気湯，十全大補湯，六君子湯などを用いる機会が多い．
- 患者の食欲増進，栄養状態改善による体力保持に役立つ．
- 補中益気湯，十全大補湯などは免疫能改善効果があるとされる．
- 十全大補湯は抗癌剤の副作用（骨髄抑制など）を軽減するとされる．
- 一般に癌性疼痛は漢方治療の適応とはならない．

使用する可能性のある漢方薬

●十全大補湯

- 術後の回復促進，化学療法や放射線療法による骨髄機能抑制などの副作用軽減を目的に用いる．
- 服用後に胃腸障害の起こることがあり，これには補中益気湯あるいは六君子湯などを用いる．

●補中益気湯

- 易疲労倦怠感の強い患者，〈胃腸虚弱〉な患者に用いる．
- 十全大補湯を服用後に胃腸障害を起こす患者が適応．
- 体重減少の著しい患者には用いない．これには，四君子湯などがよい．

●六君子湯

- 食欲不振，胃腸障害の強い患者に用いる．
- 嘔気を伴う患者にもよい．
- 抗癌剤使用後の強い嘔気からの回復を促進する．

●四君子湯

- 体重減少が著しく，気力・体力の低下した患者に用いる．
- 顔色不良で手足の冷えることが目標となる．

薬草ものがたり

黄　耆(おうぎ)

　黄耆として使用されるのは，マメ科(Leguminosae)のキバナオウギ *Astragalus membranaceus* および，その他同属植物 Leguminosae の根である．黄耆の中でも晋耆 *Hedysarum polybotrys* は臨床的に上質のものとして尊重される．

　黄耆は，わずかに甘く特有のにおいを有し，フラボノイド類，サポニン類などの成分を含む．生理活性としては，血圧降下作用が認められており，これは黄耆にかなり多く含有される GABA (γ-aminobutyric acid)によると考えられている．その他，弱い血管拡張作用，抗菌作用なども認められているが，いずれもどの程度の臨床的意味があるかは不明である．

　漢方の臨床から考えると，黄耆の適応をよく示すのが，防已黄耆湯である．この処方は，色白で肉が軟らかく俗に"水太り"と称される肥満傾向のある患者で，多汗傾向や寝汗，手足がむくみやすい，朝手が握りにくい，皮膚や関節の腫脹・疼痛・しびれ感などのみられることを目標とする．いずれも皮膚や皮下の水分含有量が異常に多い印象を与える症状であるところから，黄耆は皮膚の"水毒"に用いると表現される．防已黄耆湯は，こうした体質者の変形性膝関節症に奏効することが多い．

　一般に，黄耆の配合される漢方処方は，臨床的には以下のように分類できる．

　第一は，皮膚粘膜疾患に用いる場合であり，桂枝加黄耆湯，黄耆建中湯などである．いずれもやや虚証に用いる処方である．桂枝加黄耆湯，黄耆建中湯は，虚弱者の皮膚疾患(アトピー性皮膚炎など)や滲出性中耳炎などに用いられる．また，帰耆建中湯(当帰建中湯＋黄耆建中湯)，十全大補湯(下記の"参耆剤"でもある)なども黄耆を含み，難治性の化膿性皮膚疾患，潰瘍や瘻孔を形成するような治りにくい皮膚粘膜疾患などに用いられる．

　第二は，薬用人参と組み合わされた"参耆剤"で，〈胃腸虚弱〉な無力性体質者に用いられる．参耆剤は，漢方のいわゆる補剤の代表として臨床上非常に重要である．この群には，補中益気湯，十全大補湯を始め，半夏白朮天麻湯，清暑益気湯，人参養栄湯，帰脾湯・加味帰脾湯，大防風湯，清心蓮子飲などがある．

　第一，第二の両群に共通していることは，皮膚粘膜あるいは組織全体の栄養状態を改善する目的で黄耆が使用されていることである．その場合，参耆剤は，〈胃腸虚弱〉な患者——虚証の程度が著しい患者に用いるのであるから，人参の消化吸収機能賦活作用と相まって，全身組織の栄養状態改善に有用となるのではないだろうか．こうした点と，黄耆の血管拡張作用などを考慮すると，黄耆には微小循環を改善するような効果があるのかもしれない．

　参考文献
　　1) 鳥居塚和夫：モノグラフ生薬の薬効・薬理．p.9-20，医歯薬出版，2003.

黄　連(おうれん)

　黄連は，キンポウゲ科のセリバオウレン Coptis japonica MAKINO. の根茎で，その主成分ベルベリン berberine は西洋医薬としても利用されている．

　古来，胸部に熱感，動悸を感じ，精神不穏，上腹部のつかえ感，嘔吐，下痢，腹痛，出血などのある場合に使用するものとされる．

　薬理の面からも抗炎症作用，解熱作用，中枢抑制作用，血圧降下作用，苦味健胃作用，腸内抗菌止瀉作用などがあると考えられている．ベルベリンにはコリンエステラーゼ阻害作用のあることが知られており，黄連の循環器系および平滑筋などへの作用は，これである程度説明可能とされている．

　臨床的には，消化器系への作用を主目的とする場合(半夏瀉心湯，黄連湯など)，のぼせ，興奮を鎮める効果を期待する場合(黄連解毒湯，三黄瀉心湯，女神散など)，抗炎症作用・抗菌作用を期待する場合(黄連解毒湯，清上防風湯など)，止血効果を期待する場合(黄連解毒湯，三黄瀉心湯，温清飲など)，その他(温清飲関連処方——柴胡清肝湯，荊芥連翹湯など)に使用されている．

　黄連と黄芩の組み合わされた一連の処方を瀉心湯類と呼ぶ．三黄瀉心湯，半夏瀉心湯，黄連解毒湯などである．いずれも，のぼせ，興奮，心下痞鞕などを目的に使用される．

参考文献
1) 鳥居塚和夫：モノグラフ生薬の薬効・薬理．p.39-46, 医歯薬出版, 2003.

甘　草(かんぞう)

　甘草はマメ科カンゾウの根の乾燥品であり，医薬用漢方製剤の7割に含まれる重要な生薬である．市場品は中国産が大部分だが，ヨーロッパなど世界各地で産出し，昔から薬用あるいは食用に供されてきた．中国における利用の歴史は古い．後漢末の医書，『傷寒雑病論』にはすでに記載があり，おそらく2,000年以上前からと思われる．わが国には奈良時代に唐から渡来し，正倉院保存物に含まれるという．また，西洋でも胃潰瘍の薬として長く使用されている．なお，文字通り"甘い草"であるため，甘味料として，口腔清涼剤(仁丹)，醬油，佃煮，タバコ，菓子類などにも使用されており，総使用量はこちらの方がはるかに多い．

　代表的成分はグリチルリチン glycyrrhizin で，砂糖の約50倍の甘みを有する．グリチルリチンは，それ自体が抽出精成，製剤化され，抗アレルギー，肝庇護効果を目的に使用されている．

　甘草の臨床効果は，あまりに多数の漢方処方に含まれているために，かえってわかりにくく，むしろ近年の薬理研究のほうが参考になる．成書によれば，甘草エキスには，鎮痙作用，デオキシコルチコステロン様作用，エストロゲン様作用，抗潰瘍作用などが認められ，また，グリチルリチンとその代謝産物であるグリチルレチン酸には，ステロイド様作用，抗炎症作用，抗アレルギー作用などが報告されている．

　免疫薬理学的研究によれば，甘草にはインターフェロン誘起作用，ウイルス増殖抑制作用，補体系活性化作用，免疫複合体クリアランス増強作用(マクロファージと免疫複合体との結合能増加によるとされる)，抗体産生増強作用なども報告されている．

　甘草の主成分であるグリチルリチンの副作用として偽アルドステロン症(高血圧，浮腫，低カリウム血症，低レニン血症などを呈する)がある．矢野によれば[1]，この偽アルドステロン症患者では，グリチル

薬草ものがたり

リチンおよびグリチルレチン酸の血中濃度は高値を示さず，健常人には認められない3-モノグルクロニルグリチルレチン酸（グリチルレチン酸と1分子のグルクロン酸との化合物，以下3-MGAと略す）が高値を示し，この3-MGAはグリチルリチン長期投与で蓄積傾向が認められ，しかも，腎においてコルチゾルを不活性化する11β-hydroxysteroid dehydrogenase活性を3-MGAが抑制するという．すなわち，3-MGAの出現により，腎内に不活化されないコルチゾルが蓄積し，これがミネラルコルチコイド様作用を発現するため，偽アルドステロン症を呈するというのである．ただし，なぜ特定の個体でのみ3-MGAが出現するかは不明とされる．

近年，甘草およびグリチルリチンには，ミオパシー（多くは筋肉痛を呈する），クレアチンキナーゼ（CK）値上昇，ミオグロビン尿，さらには横紋筋融解症の副作用報告がある．重篤な例では急性腎不全に陥ることがあるとされ，注意が必要である．また，高度の低カリウム血症が起これば，うっ血性心不全，心室細動，心室頻拍などの重篤な症状をきたすことがあり，注意が必要である．

参考文献
1）矢野三郎：甘草と副腎皮質ホルモン．和漢医薬学会誌 8：189-192，1991.
2）鳥居塚和夫：モノグラフ生薬の薬効・薬理．p.59-73，医歯薬出版，2003.

杏　仁（きょうにん）

杏仁はバラ科のアンズの種子を乾燥したものである．その主要成分はアミグダリンamygdalinであり，また脂肪油を多量に含む（35％前後）ことで知られる．昔時，杏仁から製造された杏仁水が鎮咳剤として使用されたことは周知のとおりであるが，鎮咳作用などの杏仁の効能にこれらの成分がどのように関与しているのか，まだ明らかではない．

漢方の臨床上，杏仁は主として鎮咳去痰剤として用いられる．杏仁が配合され，呼吸器疾患に用いられる漢方処方のうち，麻杏甘石湯，麻黄湯，神秘湯などは，気管支拡張作用や鎮咳去痰作用を有する麻黄と組み合わされたものである．これらは，比較的〈胃腸丈夫〉な患者（いわゆる実証）で，急性期から亜急性期の例に使用されることが多い．杏仁は含まれるが，麻黄の配合されない処方，すなわち苓甘姜味辛夏仁湯，清肺湯などは，胃腸虚弱者や慢性例に用いられる処方である．

一般に，杏仁の鎮咳去痰作用が有効と思われるのは発病初期から亜急性期の例である．慢性気管支炎のように粘膿性で非常に切れにくい痰については，貝母（ユリ科のアミガサユリの鱗茎）が必要とされ，これを含む清肺湯などが使用される．

一方，一種の下剤である潤腸湯，麻子仁丸などにも杏仁が含まれるが，これは脂肪油による緩下剤としての作用が主と推定される．しかし，関節痛・筋肉痛や皮膚疾患に使用される麻杏薏甘湯に含まれる杏仁の場合，どのような役割を担っているのか，よくわからない．漢方では水毒を除く生薬と理解されているが…．

なお，杏仁と，駆瘀血剤の一種とされる桃仁（バラ科のモモおよびノモモの種子）とは，基原植物，外見，成分などの点で極めて類似しており，興味深いものがある．

参考文献
1）油田正樹：杏仁の薬理・化学・生化学．現代東洋医学 6（3）：60-64，1985.
2）西本和光：桃仁・杏仁の品質．現代東洋医学 6（3）：65-70，1985.
3）鳥居塚和夫：モノグラフ生薬の薬効・薬理．p.83-89，医歯薬出版，2003.

桂　皮 (けいひ)

■桂皮の起原と成分

　桂皮はクスノキ科のケイ *Cinnamomum cassia* BLUME. およびその他同族植物の樹皮を乾燥させた生薬である．中国(広東，広西など)，ベトナム，タイ，スリランカなどに産する南方系植物である．古典では桂皮のことを「桂枝」と称するが，これは小枝の皮のこととされ，実際には桂皮が使用される．成分としては，精油中の桂アルデヒド cinnamaldehyde が最も有名である．薬理効果についての研究は多いが，臨床的な使用法をうまく説明できるものは少ない．

　なお，桂皮すなわちシナモンは，香辛料としても使用されている．

■桂皮の臨床的使用法

　桂皮は臨床的に大変重要な生薬である．おおよそ，発汗，解熱，鎮痛剤として，また健胃，駆風，矯麻剤として使用されるが，桂皮を含む処方について知ることは漢方を理解する第一歩であるとさえいえる．桂皮を含む処方は大変に多く，組み合わされる生薬が1種類変化するだけでも，臨床的使用方法が大きく変化する．

① 動悸・冷えのぼせ・頭痛に対して

　桂皮の使用条件として重要な指標は，動悸，冷えのぼせ，頭痛などの症状である．"上気した"とか"のぼせた"と呼ばれる状態である．これを漢方では，"気の上衝"と呼ぶ．"気"とは，「形がなく働きだけがあり，体内を巡って身体を生ある状態に保つもの」とされる．"気"は，異常状態では下から上(特に頭部)に向かって逆上し，上述の症候を呈するとされる．一種の自律神経異常であろうか．

　桂皮の作用をこのように解釈したのは，桂枝甘草湯や桂枝加桂湯(ともにエキス製剤なし)などの使用法によるものと思われる．

　桂枝甘草湯という処方は，桂皮，甘草の2つだけからなる単純な処方で，発作性の激しい動悸を適用とする．桂枝加桂湯は，桂枝湯の中の桂皮だけを増量した処方で，桂枝湯と比較すると，激しい動悸，頭痛，のぼせを適応とする点で，桂枝湯とは異なる病態に対応する．この2処方に共通の徴候である，動悸，冷えのぼせ，頭痛などが桂枝の使用条件としてあげられるわけである．

　桂枝甘草湯の発展型と解釈できる処方には，苓桂朮甘湯(桂枝甘草湯＋茯苓・朮；めまい，動悸に使用)，桃核承気湯(桂枝甘草湯＋大黄・芒硝・桃仁；更年期障害の頭痛，冷えのぼせに使用)，桂枝人参湯(人参湯＋桂皮．桂枝甘草湯を中に含む；〈胃腸虚弱〉者の頭痛に使用)などがある．ほかに炙甘草湯，柴胡加竜骨牡蛎湯，桂枝加竜骨牡蛎湯なども桂皮を含み，動悸を適応とする．

② 発汗・抗炎症・鎮痛剤として

　桂枝湯(桂皮，芍薬，甘草，大棗，生姜)は，桂皮と芍薬が等量に配合されている点に意味がある．本処方は，体質虚弱者の感冒初期に使用され，発汗を促し，また過剰な発汗は調整する作用があるが，桂枝湯から発展した処方は非常に多方面に応用される．たとえば，鎮痛作用をもつ附子や蒼朮を加えた桂枝加朮附湯，桂枝加苓朮附湯は，関節痛，筋肉痛などに使用され，皮膚粘膜の一種の栄養改善剤とも呼ぶべき黄耆を加えた桂枝加黄耆湯は湿疹，アトピー性皮膚炎などに使用される．

薬草ものがたり

③ 健胃・駆風剤として

桂皮はまた消化管に使用されることが多い．この場合は桂皮より多量の芍薬と組み合わされることが多い．たとえば，桂枝湯の芍薬を増量した桂枝加芍薬湯は過敏性腸症候群に頻用され，小建中湯，当帰建中湯なども同様である．また，消化性潰瘍の再発防止やストレス性胃炎に頻用される柴胡桂枝湯にも桂枝と芍薬が含まれる．

一方，芍薬と組まずに，主として胃炎に使用される処方としては，黄連湯と安中散があげられる．桂皮自体にも胃腸の痛みを抑える作用があるようである．

④ 身体を温めて血行を改善する目的で

桂皮はまた当帰，附子などと組み合わされて，手足の冷え，打撲などにも使用される．身体を温め，末梢循環を改善する作用があるのだろう．いわゆる駆瘀血剤と組み合わせるのも同じ意味かもしれない．桂枝茯苓丸，当帰建中湯，温経湯，当帰四逆加呉茱萸生姜湯，八味地黄丸，牛車腎気丸，治打撲一方などの桂皮がこの意味であろう．

⑤ 利尿作用？

このほか，水分代謝異常すなわち"水毒"に用いる五苓散にも桂皮が含まれ，特定の条件下では利尿作用もあると思われる．これは，木防已湯，桂枝茯苓丸などの中の桂皮にもあてはまると思われる．

なお，桂皮，シナモン類は食品などにも多数使用されており，これに感作されている場合には，はじめて桂皮を含む漢方薬を使用した患者でもアレルギーを起こす可能性がある．したがって，桂皮アレルギーはまれではないので，注意を要する．

参考文献

1) 鳥居塚和夫：モノグラフ生薬の薬効・薬理．p.91-101，医歯薬出版，2003．

厚朴 (こうぼく)

厚朴は，日本産を和厚朴，中国産を唐厚朴と呼び，区別している．前者は，モクレン科のホオノキ *Magnolia ovovata* THUNB.，後者はカラホウ *Magnolia officinalis* RHED. et WILS. などで，いずれもその樹皮を用い，伝統的に後者が良品とされる．

成分および薬理は比較的よく研究され，マグノロール magnolol，ホーノキオール honokiol などの含まれることが知られている．両者には鎮静作用，中枢性筋弛緩作用，抗ストレス潰瘍作用，抗菌作用などが証明されている．また，クラーレ様作用のあるマグノクラリン magnocurarine も含まれる．

厚朴を含む漢方製剤を考えてみると，不安，抑うつ状態を主とする精神・神経系疾患に使用される処方(半夏厚朴湯，柴朴湯，大承気湯など)，呼吸困難を主徴とする気道疾患に使用される処方(柴朴湯，神秘湯など)，腹部膨満あるいは便秘を主とする消化器系疾患に使用される処方(平胃散，胃苓湯，大承気湯，麻子仁丸など)，および筋の異常緊張を主とする病態に使用される処方(半夏厚朴湯，柴朴湯，大承気湯，抑肝散加芍薬厚朴など)，慢性で難治性の皮膚化膿症に使用される処方(千金内托散，托裏消毒飲など——いずれもエキス製剤なし)などに含まれると考えられ，これは上述の薬理学的知見とよく一致する．

参考文献

1) 渡辺和夫：厚朴の薬理作用—特に消化器作用を中心に—．現代東洋医学 7 (1)：54-59，1986．
2) 難波恒雄，津田喜典(編)：生薬学概論．p.111，203，311，南江堂，1990．

3) 鳥居塚和夫：モノグラフ生薬の薬効・薬理. p.111-120, 医歯薬出版, 2003.

柴 胡（さいこ）

柴胡は，セリ科のミシマサイコ *Bupleurum falcatum* L. または，類縁の *Bupleurum* 属の根の乾燥品である．成分としては，サイコサポニン類（サイコサポニン a, c, d, e, f など），ステロール・脂肪酸などが知られている．

薬理効果は多様であり，よく研究されている．その主なものだけでも，抗炎症作用，抗アレルギー作用，中枢抑制などの中枢神経系への作用を始め，抗潰瘍作用，肝障害改善作用，血中コレステロール低下作用，平滑筋弛緩作用，抗ストレス作用などが報告されている．なかでも近年特に注目を集めているのは免疫調節作用であり，補体系活性化作用，抗体産生増強作用（IL-1 産生増強作用），インターフェロン誘起作用などのほか，ステロイド様作用・ステロイド剤の副作用防止効果なども報告されている．いずれも，臨床的な使用法を考えると納得させられるところが多い．

漢方では，柴胡を含む処方を柴胡剤と呼ぶ．柴胡剤の中でも頻用されるのが，小柴胡湯，大柴胡湯，柴胡加竜骨牡蛎湯，四逆散，柴胡桂枝湯，柴胡桂枝乾姜湯などで，これらは後漢の頃に成立した医学書，『傷寒論』『金匱要略』に記載される処方である．このほか，補中益気湯，抑肝散，加味逍遙散，十味敗毒湯などにも柴胡が含まれる．

柴胡剤は，臨床的には慢性疾患一般に広く応用される．気管支炎，肝炎，腎炎などの炎症性疾患やアレルギー性疾患のみならず，各種の精神症状を伴う疾患，心身症などにも頻用される．また，かぜをひきやすい体質の改善などにも用いられるが，これは上述の免疫調節作用を考えると興味深い．

柴胡剤の重要な使用目標は，"胸脇苦満"と呼ばれる胸部所見（腹証）である．体質の強弱（虚実）と胸脇苦満の程度に応じて，上述の処方の中から対応する柴胡剤を選択して用いるのが定石である．

なお，小柴胡湯などの副作用については，p.20 参照．

参考文献

1) 鳥居塚和夫：モノグラフ生薬の薬効・薬理. p.141-150, 医歯薬出版, 2003.

地 黄（じおう）

地黄は，ゴマノハグサ科のカイケイジオウやアカヤジオウの肥大根から調製される生薬である．糖類（D-mannitol, D-glucose, D-galactose, D-fructose, sucrose など）が多く，味は甘い．江戸時代には，生の地黄を搾った液を煎じつめて飴を作り（地黄煎），強壮剤として好んで服用したようである．成分としては，イリドイド配糖体（catalpol, rehmannioside D など）などが知られているが，薬理効果については，弱い利尿作用，弱い血糖降下作用などが報告されている程度で，未解明の部分が多い．なお，強心剤ジギタリスもゴマノハグサ科に属する．ジギタリスは葉を用いる点で異なるが，やはり配糖体に薬理作用があるわけであり，興味深いものがある．

漢方では，生の新鮮なものを生地黄，それを乾燥したものを乾地黄，酒で蒸した後に乾燥したものを熟地黄と呼ぶ．成分，作用，使用対象などに若干の違いがあるとされ，厳密には処方ごとに指定がある．しかし，生は入手困難なため乾地黄で代用するのが普通である．

地黄を含む漢方薬は非常に多く，八味地黄丸，牛車腎気丸，炙甘草湯，芎帰膠艾湯，三物黄芩湯，

薬草ものがたり

四物湯，十全大補湯，温清飲，荊芥連翹湯，滋陰降火湯，当帰飲子，消風散，大防風湯，人参養栄湯などがある．皮膚疾患に使用される場合を除けば，高齢者になるほど使用頻度が高く，反対に若年者での使用頻度は低い処方が多い．

地黄の薬効については，生地黄は「血熱をさます」とされ，熟地黄は「補血，強壮，滋陰」などと表現される．これをどう解釈するかは，意見の分かれるところであるが，漢方臨床の上からは，地黄には"滋潤"作用（乾燥萎縮した皮膚粘膜に潤いをつける作用），強壮あるいは"補剤"としての作用，"補血"作用（"血虚"すなわち貧血様の状態を改善する作用）などがあると考えられている．ただし，生血黄だけは抗炎症，解熱，鎮静作用などが強いと思われる．

参考文献
1) 北川 勲ほか：地黄・山茱萸・山薬の化学．現代東洋医学 7（3）：55-62，1986．
2) 西本和光：地黄・山茱萸・山薬の品質．現代東洋医学 7（3）：63-68，1986．
3) 難波恒雄，津田喜典（編）：生薬学概論．p.229，南江堂，1990．
4) 鳥居塚和夫：モノグラフ生薬の薬効・薬理．p.195-205，医歯薬出版，2003．

一口メモ

◎『好色一代男』と八味地黄丸

井原西鶴は，江戸時代前半の17世紀後半，元禄期の浮世草子の作者であるが，彼の『好色一代男』では，物語の終り近く，主人公の世之介が女護の島に渡る船には，牛蒡，薯蕷（やまのいも），卵などとともに，地黄丸（八味地黄丸のこと）などを積んだと書かれている．八味地黄丸が，いわゆる精力剤として当時から利用されていたことがうかがわれる．

遊廓と地黄煎

地黄は強壮剤としてよく知られていた．江戸時代，地黄は加賀前田藩の特産品の一つで，金沢の街の遊廓の入口には，地黄飴というものが売られていた．遊廓で遊んで，疲れて帰る人達がこれを買ってなめると元気になったそうである．風紀を乱すものとして藩が取り締まったところ，かえって評判となり，よく売れたという．地黄の効果をしのばせる逸話である．地黄だけを煎じて飴状にしたものを地黄煎と呼ぶが，金沢に地黄煎町という地名があった．残念なことに，この地名は最近の地名変更でなくなってしまった．

芍 薬（しゃくやく）

芍薬は，ボタン科のシャクヤクの根で，筋肉の攣縮を弛緩させる作用がある．この作用は平滑筋，骨格筋を問わない．また，腸管運動調整作用などがある．したがって，消化管に対しては痙攣性要素の強い便秘および下痢に用いられる処方に配合されることが多い．成分としては paeoniflorin が代表である．

芍薬と甘草からなる芍薬甘草湯は，元来"こむらがえり"に用いてきたが，腹部の強い疝痛発作時，胆石発作，尿路結石発作などにも使用する．

桂枝湯の中に配合される芍薬を増量した処方が桂枝加芍薬湯である．桂枝湯が感冒の初期，頭痛，発熱，悪寒などの症状に用いられるのに対して，芍薬が増量されただけで，腹痛，腹部膨満などに用いる

ように変化する．漢方の面白さの一つであろう．

　芍薬にはもう一つ別の作用がある．美人の形容に「立てば芍薬…」というが，女性に用いる漢方薬には芍薬が含まれることが多い．古来，芍薬は媚薬とされてきたが，近年，芍薬甘草湯が高プロラクチン血症，高アンドロゲン血症による不妊症に使用されるようになったことは興味深い．

参考文献
1) 鳥居塚和夫：モノグラフ生薬の薬効・薬理．p.215-223, 医歯薬出版, 2003.

辛　夷（しんい）

　辛夷は，モクレン科のモクレンまたはコブシまたはタムシバの花つぼみ（花蕾）を乾燥したものである．味は辛く，香りの強い新鮮なものが良品とされる．精油成分などの検討が行われているが，有効成分・薬理については，なお未解明の部分が多い．

　漢方薬では，葛根湯加川芎辛夷，辛夷清肺湯などに含まれ，鼻炎・副鼻腔炎に用いられる．

川　芎（せんきゅう）

　川芎はセリ科のセンキュウ *Cnidium officinale* MAKINO. の根茎である．セリ科には当帰，柴胡，白芷，茴香など，薬用植物が少なくない．

　川芎はよく研究されており，その精油成分にはフタリド類をはじめとする様々な化合物が見いだされ，鎮静，抗炎症，抗アレルギー，平滑筋弛緩などの作用があるとされる．しかし，なお臨床的効果を説明しがたい部分が少なくない．川芎と当帰は組み合わされて使用されることが多いが，成分的にも非常に類似しているとされる．

　川芎と当帰の違いはなんであろうか．両者を含む処方を比較してみよう．

　当帰，川芎を含む漢方薬は，鎮痛，鎮静，通経などを目的に使用されるものが多く，当帰芍薬散，温経湯，芎帰膠艾湯などをはじめ，四物湯およびその類縁処方（温清飲，荊芥連翹湯，柴胡清肝湯，当帰飲子，疎経活血湯，七物降下湯など），十全大補湯，大防風湯，抑肝散，防風通聖散，五積散，女神散などがある．

　川芎だけを含み当帰を含まない漢方薬には，酸棗仁湯（不眠に使用．以下同じ），川芎茶調散（感冒後の頭痛），葛根湯加川芎辛夷（副鼻腔炎），十味敗毒湯（皮膚化膿症），清上防風湯（にきび），治頭瘡一方（頭部の湿疹．特に乳幼児），治打撲一方（打撲後の回復促進）などがある．これらをみると，頭部の鎮静鎮痛と抗炎症作用を目的に，あるいは皮膚の炎症を目的として使用される処方が多いように思われる．

　これに対して，当帰だけを含み川芎を含まない漢方薬には，当帰建中湯，当帰四逆加呉茱萸生姜湯，当帰湯，加味逍遙散，補中益気湯，帰脾湯，清暑益気湯，潤腸湯，乙字湯，薏苡仁湯，消風散，五淋散，竜胆瀉肝湯，清肺湯，滋陰至宝湯，滋陰降火湯，人参養栄湯，通導散などがある．これらは，痛み，慢性で治りにくい炎症，冷え，循環障害，疲労倦怠などの症状をもつ患者に使用される処方が多いと思われる．すなわち，鎮静，鎮痛，免疫賦活作用などが期待されていると思われる．

　川芎と当帰は全漢方薬の中でも非常に使用頻度の高い重要な生薬である．しかし，産婦人科疾患には両者が使用されるのに，消化器疾患，呼吸器疾患，泌尿器疾患の処方に当帰だけが含まれて川芎が含まれない処方が使用されるのはなぜか．興味深いものがある．

薬草ものがたり

参考文献
1) 鳥居塚和夫：モノグラフ生薬の薬効・薬理．p.267-278，医歯薬出版，2003．

大　黄（だいおう）

　大黄は，タデ科のダイオウである．

　成分としては，sennoside類（A，B，C，D，E，F），タンニン，ラタンニンなどが知られている．薬理効果として，sennoside類は経口投与されると大腸腸内細菌叢によって代謝され，真の活性物質（sennoside A → rhein anthrone）となり，これが大腸粘膜・筋層の神経叢を刺激して横行〜下行結腸の運動を亢進させ，内容水分の吸収を妨げて瀉下効果を発揮するとされる．また，抗菌作用（Anthraquinone類など），中枢作用なども注目されている．

　大黄は実地臨床上，①主に瀉下作用を目的とする処方，すなわち大黄甘草湯，麻子仁丸などに含まれる場合と，②瀉下以外の効果（中枢作用，抗炎症作用，抗菌作用，駆瘀血作用など）を目的とする処方，すなわち桃核承気湯，大柴胡湯，三黄瀉心湯などに含まれる場合とがある．また，大承気湯のように，両者を兼ねる場合もある．

　大黄の使用上の注意は p.22 参照．

参考文献
1) 藤村　一：大黄の薬理．現代東洋医学 4（4）：44-48，1983．
2) 鳥居塚和夫：モノグラフ生薬の薬効・薬理．p.289-298，医歯薬出版，2003．

猪　苓（ちょれい）

　猪苓はサルノコシカケ科のチョレイマイタケ *Polyporus umbellatus* Fries.〔= *Grifora umbellata* (Pers.) Tilat.〕の菌核を乾燥したものである．成分として，エルゴステロール，ビオチン，多糖体である水溶性グルカンなどが知られているが，臨床効果と関連する有効成分はよくわかっていない．

　漢方では，"利水"（水毒，すなわち水分代謝異常のある状態でのみ利尿効果をもつという意味），解熱，止渇作用があるとされ，乏尿，排尿痛などの不快感，口渇，むくみなどのある例に用いられる．なお，同じ菌類である茯苓（サルノコシカケ科マツホドの菌核）もまた，"利水剤"とされる．

　田口らによれば，猪苓煎液をラットに投与した実験では，水負荷を加えた場合には尿排泄量が有意に増加するが，水負荷のない場合には有意の変化がなかったという．上述の利水の意味と考え合わせると興味深い．

　猪苓を含む処方には猪苓湯と五苓散および五苓散を含む処方群（柴苓湯，胃苓湯，茵蔯五苓散など）がある．

　なお，猪苓から抽出された多糖体に比較的強い抗腫瘍活性が報告されており，これは免疫調節作用によるものと推定されている．猪苓湯を膀胱癌の化学療法に併用したらどのような成績が得られるものか，興味のあるところである．

参考文献
1) 田口平八郎ほか：猪苓・車前子・竜胆の化学と薬理．現代東洋医学 4（2）：47-55，1983．
2) 西本和光：猪苓・車前子・竜胆の品質．現代東洋医学 4（2）：56-60，1983．
3) 宮崎利夫：菌類の抗癌活性．現代東洋医学 4（2）：61-65，1983．
4) 難波恒雄ほか：生薬学概論．p.345，南江堂，1990．

当　帰（とうき）

　当帰は，セリ科のトウキ *Angelica acutiloba* KITAGAWA. およびその近縁植物である．国内産には大深当帰と北海当帰とがあり，前者が良品とされる．その成分の薬理効果については議論が多いが，当帰全体としては，鎮痛鎮静，末梢血管拡張，抗炎症などの作用があるとされる．近年では，当帰に含まれる多糖体の免疫系に対する作用も注目されている．

　臨床的には，"温性駆瘀血剤"あるいは"血虚に用いる薬"とされ，貧血，冷え，血行障害，うっ血状態，月経異常，身体痛（腹痛，月経痛，痔疾の痛み，慢性関節痛など），慢性炎症，アレルギー性疾患，膠原病などに使用される処方中に含まれることが多い．

　当帰を含む処方の代表は，当帰芍薬散と四物湯の2つである．いずれも貧血傾向，冷え，血行障害，うっ血状態，月経異常などの婦人科疾患に頻用される．なお，最近の臨床経験に基づき，当帰芍薬散，四物湯類（特に十全大補湯）は，アレルギー性疾患，自己免疫疾患などに有効な場合があると考えられている．

　このほか，婦人科疾患に頻用される温経湯・芎帰膠艾湯・当帰四逆加呉茱萸生姜湯・加味逍遙散，体質虚弱者に頻用される十全大補湯・補中益気湯・関節リウマチに使用される大防風湯・薏苡仁湯，難治性の皮膚疾患に使用される当帰飲子・消風散・温清飲，慢性気管支炎に使用される清肺湯・滋陰至宝湯のほか，乙字湯，帰脾湯，抑肝散など多数の漢方薬に含まれる．

参考文献

1）鳥居塚和夫：モノグラフ生薬の薬効・薬理．p.335-343, 医歯薬出版，2003．

人　参（にんじん）

　人参（薬用人参）はウコギ科のオタネニンジン *Panax ginseng* の根である．原産地が中国東北部から朝鮮半島であったために朝鮮人参とも呼ばれる．人参は東アジアでは古くから高貴な霊薬として珍重されてきた．現在でも，漢方製剤ばかりか，健胃消化薬，保健薬や強壮強精剤などの一般薬に広く配合され，ドリンク剤や健康食品としてもしばしば使用されている．

　人参の化学成分については，ニンジンサポニンであるジンセノサイド ginsenoside 類をはじめ，セスキテルペンなどの精油成分，香気成分，多糖体，ペプチド，アミノ酸，ヌクレオシドなど，数多くが見いだされている．

　人参の薬理効果については，抗疲労作用，抗ストレス作用などが報告され，個々の成分についても，たとえば，ginsenoside Rg 1 には疲労回復促進作用などが報告されているが，なお十分な合意を得ていない．ニンジンの成分は多種多様であり，それぞれが相反する効果を示すことが少なくないとされる．たとえば，中枢神経系抑制を示す成分と同時に，中枢神経系賦活作用をもつ成分もまた見いだされているという．したがって，人参の作用の細部はいまだ十分に解明されておらず，現時点では，人参は「種々のストレスに対する生体の非特異的抵抗性を強くし，かつ生体を常に正常化する作用を発揮する」と考えるのが妥当とする薬理学者もいる．

　漢方医学においては，強壮強精，精神安定，気力体力の増進，老化防止，あるいは生命の延長などに有用と信じられてきた．その作用を最も単純に表現すれば"補剤"ということになるが，現代医学にそうした概念がないために，"補剤"という概念自体の解明が行われないかぎり，人参の薬効も理解されないか

もしれない.

"補剤"とは"虚証"に用いる薬の意で, "虚証"とは, 正常な生命活動, 生体機能, 疾病に対する治療機転, 回復機転などが異常に減弱あるいは低下している状態と思われるが, これを正常化するような作用を示す薬物が"補剤"であろう. 臨床的には, 人参の主な効果は消化吸収機能賦活によるところが大きいと思われる.

胃腸疾患でも, 特に虚証の患者に用いられる漢方薬には人参の配合されたものが多いことは本論のとおりである. その他, 補剤の代表である補中益気湯, 十全大補湯などにも配合されている.

臨床的に重要なことは, 人参を"虚証"と反対の"実証"に誤って服用させると, 有害作用のみられることが多い点である. すなわち, 太って血色のよい活動的な者が強壮剤のつもりで人参を服用すると, 興奮, 不眠, のぼせ, 顔面紅潮などのほか, 湿疹, 血圧上昇などがみられることが少なくない. 是非注意が必要であり, 漢方の伝統的な使用法を尊重すべき理由でもある.

なお, 人参には学習記憶障害の改善効果があるとする報告があり, 近年, その神経細胞に対する作用が注目されている. 人参が脳細胞の寿命を延長し, 老化防止があるとすれば, 極めて興味深く思われる.

参考文献
1) 高木敬次郎ほか(編): 和漢薬物学. p.23-25, 南山堂, 1982.
2) 高木敬次郎: ニンジン(人参)の薬理作用. 現代東洋医学 3 (3): 47-54, 1982.
3) 柴田承二: 人参成分の化学. 現代東洋医学 3 (3): 62-69, 1982.
4) 鳥居塚和夫: モノグラフ生薬の薬効・薬理. p.353-363, 医歯薬出版, 2003.

茯苓(ぶくりょう)

茯苓はサルノコシカケ科のマツホド *Poria cocos* Wolf. の菌核である. 余談であるが, 五苓散, 猪苓湯などにおいて茯苓と組み合わされる猪苓もまた, サルノコシカケ科のチョレイマイタケである.

茯苓の主成分は多糖体 pachyman とされる. このほか, トリテルペノイドの pachymic acid, eduricoic acid, およびそれらの dehydro 体, あるいはステロールの ergosterol などがある. 薬理効果はなお不明な部分が多いが, 最近, pachyman の免疫増強作用が注目されているという.

臨床的には, 利尿, 鎮静などの作用があるとされ, "胃内停水"(胃下垂で胃液貯留顕著なこと), 尿量減少(あるいは過多), 浮腫, 心悸亢進, 筋肉の間代性痙攣, 眩暈, 口渇などに用いるとされる. 朮, 猪苓, 半夏, 沢瀉などとともに, いわゆる水毒の状態に使用される代表的生薬の一つである.

茯苓を含む漢方薬はきわめて多く, ほとんどあらゆる領域に使用される. 構成生薬数が少ない基本処方を考えるだけでも, 五苓散, 真武湯, 猪苓湯, 苓桂朮甘湯, 苓姜朮甘湯, 小半夏加茯苓湯, 茯苓飲, 当帰芍薬散, 桂枝茯苓丸, 八味地黄丸, 苓甘姜味辛夏仁湯, 四君子湯などがあげられる. これに加えて, これらの処方を中に含む, いわば発展型を考えてみると, 半夏厚朴湯, 柴胡加竜骨牡蛎湯, 二陳湯, 六君子湯, 十全大補湯, 加味逍遙散, 抑肝散, 柴苓湯, 柴朴湯など枚挙に暇がない.

茯苓はなぜこれほど頻用されるのだろうか.

参考文献
1) 鳥居塚和夫: モノグラフ生薬の薬効・薬理. p.391-400, 医歯薬出版, 2003.

附　子（ぶし）

　附子はキンポウゲ科トリカブトの根である．トリカブトは夏から秋にかけて紫色の見事な花が咲き，花トリカブトとして花屋の店頭を飾る．トリカブトは，古来，矢じりに塗る毒として使用され，全草が有毒な植物性塩基 aconitine 類を含む．根は初夏から秋の頃に母根と 1〜2 個の子根とに分枝する．漢方では，母根を烏頭，子根を附子と呼ぶ．急性毒性が極めて強いため，減毒処理して使用され，"炮附子"（加熱減毒処理），"加工附子"（加圧下で蒸し，aconitine を低毒性の aconine に加水分解させたもの）などがある．漢方製剤には後者が多く用いられている．

　附子の生理活性は，大部分が aconitine によるものとされる．心臓に対する作用は著明で，強心作用がある．投与量増加に伴い，初期は心拍数増加，次に刺激伝導系への作用による不整脈（心房性，心室性ともに起こる），最後に拡張期心停止の 3 段階の変化があるとされる．鎮痛，抗炎症作用なども知られている．なお，物質代謝に対する作用として，glucose などの酸化促進，glucose から lactic acid への生成促進，酸素消費量の増加などをあげる報告もあり，下記の陰虚証に対する作用を説明するものと考えられている．

　臨床的には，いわゆる陰虚証に用いる代表的生薬である．陰虚証とは，新陳代謝低下状態とされ，顔色が蒼白で，低血圧・徐脈・低体温傾向があり，冷え症で四肢が冷たく，動作，発声など，すべてが緩慢で力がないという状態である．高齢者，慢性疾患で全身衰弱した者などが陥りやすい状態とされる．陰証には，附子を中心とする漢方薬が頻用され，有効な場合，自覚的に手足や身体が温まり，他覚的にも血色よく活動的になり，食欲が増すなど，全身状態が改善する．

　附子を含む漢方処方には，真武湯，桂枝加朮附湯，八味地黄丸，麻黄附子細辛湯などがある．一般に若年者は陽証の傾向が強く，一方，高齢者は陰証の傾向が強いが，上述の附子を含む処方はいずれも高齢者で使用頻度が高い．若年者では，使用頻度が低いばかりか，有害作用が出やすい．

　附子の作用・毒性は個体差が大きく，乳幼児は高齢者に比べて感受性が高いため，少量でも附子中毒に陥りやすいとされる．

　附子の基原植物すなわちトリカブトの中毒では，初期は酔い，のぼせ，しびれ感，灼熱感，心悸亢進など，中期では流涎，舌の強直，悪寒，冷汗，悪心，嘔吐，口渇，胃痛，腹痛，起立不能，下痢など，末期には四肢厥冷，チアノーゼ，瞳孔散大，体温低下，血圧低下，意識混濁などの急性循環不全と思われる症状を呈して死に至る．

　トリカブトを山菜と誤って摂取した事故は近年でも時々報道されるが，そうした重症例で，心室粗細動を含む重篤な不整脈がみられたとの報告もある．

　重篤な附子中毒は，通常量の漢方薬（エキス製剤）ではほとんど起こらないと思われる．しかし，まれに動悸，のぼせ，嘔気程度の軽い副作用をみる例があり，減量または服用中止が必要となるので，注意が必要である．

参考文献
1) ヒキノヒロシ：附子の生理活性．現代東洋医学 2 (3)：44-49，1981．
2) 坂井進一郎：附子の化学．現代東洋医学 2 (3)：50-58，1981．
3) 西本和光：炮附子の品質．現代東洋医学 2 (3)：59-64，1981．
4) 高木敬次郎ほか（編）：和漢薬物学．p.81-87，南山堂，1982．
5) 鳥居塚和夫：モノグラフ生薬の薬効・薬理．p.401-413，医歯薬出版，2003．

牡丹皮(ぼたんぴ)

牡丹皮はボタン科のボタンの根皮である．主成分はペオノール paeonol で，品質良好な生薬ではペオノール結晶が肉眼ではっきり見えるほど多量に含まれる．

伝統的な漢方概念では，牡丹皮は，桃仁などとともに駆瘀血剤と呼ばれるカテゴリーの生薬の一つである．代表的な駆瘀血剤である桂枝茯苓丸は，牡丹皮，桃仁，芍薬，茯苓，桂皮からなる．牡丹皮を含む漢方製剤としては，そのほか，大黄牡丹皮湯，加味逍遙散，温経湯など，婦人科疾患に頻用されるものが多い．なお，老人に最もよく用いられる八味地黄丸にも含まれる．

薬理的には，抗炎症・抗アレルギー作用，凝固線溶系に対する作用などがあるとされ，近年の研究では，プロスタグランジン代謝に影響を与えることが解明されている．主成分ペオノールはシクロオキシゲナーゼ抑制により種々のプロスタグランジンとトロンボキサンの産生低下をもたらし，その結果，血小板凝集抑制作用，抗血栓作用，抗動脈硬化作用，抗炎症作用ならびに月経困難症などの婦人科疾患に対する改善作用など，多彩な効果をもつと考えられつつある．

参考文献
1) 平井愛山, 田村 泰, 吉田 尚:牡丹皮とプロスタグランディン代謝. 現代東洋医学 5 (1):62-68, 1984.
2) 鳥居塚和夫:モノグラフ生薬の薬効・薬理. p.437-447, 医歯薬出版, 2003.

麻 黄(まおう)

麻黄はマオウ科のマオウ属の地上茎である．麻黄は，交感神経興奮様作用と中枢興奮作用とを合わせもつ物質の代表であるエフェドリン ephedrine，およびその各種誘導体を含有する．誘導体の中では，とりわけプソイドエフェドリン pseudoephedrine が重要で，これには比較的強い抗炎症作用や鎮痛作用が証明されている．漢方薬に使用される生薬の中では，比較的強い薬理効果があるので，はっきりした臨床効果を期待できると同時に，使用を誤ると有害作用も起こりうる．

■麻黄を含む漢方薬の適応

一般に，麻黄を含む漢方薬は以下のような場合に広く用いられる．

① 発汗・解熱・抗炎症作用を主目的とする場合(かぜ症候群など): 葛根湯およびその類縁処方，麻黄湯，桂麻各半湯など．

② 鎮咳去痰を目的とする場合(かぜ症候群，急性あるいは亜急性の気管支炎，気管支喘息など): 小青竜湯，麻杏甘石湯，五虎湯，神秘湯など．

③ 抗アレルギー作用を主目的とする場合(アレルギー性鼻炎など): 小青竜湯，麻黄附子細辛湯，葛根湯，越婢加朮湯など．

④ 鎮痛抗炎症作用を主目的とする場合:
関節炎;越婢加朮湯，薏苡仁湯. 頭痛;葛根湯，麻黄附子細辛湯など．

■**麻黄を含む漢方薬の使用上の注意**

以下のような有害作用の出る可能性があるので留意されたい．

① 〈胃腸虚弱〉な無力性体質者では有害作用が起こりやすい

　心窩部をたたくと水音がポチャポチャとするような胃下垂タイプの虚弱体質者（虚証（きょしょう））では麻黄の有害作用が出やすい．このような例に用いると，食欲低下，胃痛，腹痛，便秘，下痢などをきたしやすい．神経質な患者では，不眠，興奮，動悸，頻脈，発汗過多なども起こりうる．

② 高齢者も有害作用が出やすい

　高齢者ほど麻黄の有害作用が出やすい．たとえば，午後にお茶を飲んだだけでその晩眠れなくなるという患者では，麻黄剤を服用すると不眠に陥ることが多い．また，前立腺肥大傾向のある例では，排尿障害，ときに尿閉を惹起しやすい．

　なお，高齢者は〈胃腸虚弱〉者でもあり，上記の有害作用もしばしば起こりうる．

③ 虚血性心疾患は禁忌に近い

　麻黄はエフェドリンの交感神経興奮様作用などのために心筋の酸素需要を増加させ，虚血性疾患を有する例では発作を誘発させる可能性がある．また，心筋の自動能や被刺激性も高めると考えられるので，ある種の不整脈を増悪する可能性もある．同様の理由から，高血圧症においても厳重な注意が必要である．

④ 腎不全・心不全にも禁忌（？）

　プソイドエフェドリンの抗炎症作用は，インドメタシンなどと同様にプロスタグランジン代謝に影響を与える結果と思われ，インドメタシン同様，腎不全例に用いると腎血流量の急激な低下により，乏尿，無尿をきたす例がある．同様のメカニズムから心不全でも厳重な注意が必要である．

⑤ 他の薬剤との併用に注意

　交感神経興奮薬，β遮断剤，α遮断剤，MAO阻害薬などとの併用に注意が必要なことは，薬理効果を考えれば当然であろう．

⑥ 妊娠中の使用については安全性が確立していない．交感神経刺激作用をもつこと，$NSAID_S$類似の抗炎症作用をもつことから考えると，投与にはきわめて慎重であるべきであろう．

　参考文献
　　1）鳥居塚和夫：モノグラフ生薬の薬効・薬理．p.449-457，医歯薬出版，2003．

連　翹（れんぎょう）

　レンギョウはモクセイ科のレンギョウ *Forsythia suspensa* Vahl. およびシナレンギョウ *F. viridissima* Lindl. の成熟果実を乾燥したものである．薬理の点では，抗アレルギー作用，抗菌活性，利尿作用などが報告されている．

　臨床的には，化膿性皮膚疾患に，消炎，解毒，排膿促進などの目的で用いられ，十味敗毒湯（じゅうみはいどくとう），荊芥連翹湯（けいがいれんぎょうとう），柴胡清肝湯（さいこせいかんとう），防風通聖散（ぼうふうつうしょうさん）などに含まれている．

　参考文献
　　1）鳥居塚和夫：モノグラフ生薬の薬効・薬理．p.485-492，医歯薬出版，2003．

薬草ものがたり

漢方医学の歴史

1. 中国医学の歴史

1）神話時代

・三皇五帝に医学の源流を仮託した．
・神農——農業と医薬の神．百草をなめて医薬をみつけたとされる．
・黄帝——五帝の始め．人間に文化を与えた皇帝．後に医学の起源を託された．中国医学三大古典の一つ，『黄帝内経』に登場．

2）前8世紀〜前6世紀頃（春秋戦国時代）

・中国最古の地理物産書『山海経』——多数の植物，鉱物の薬効を記載．
　身につけて効くもの（外服）と飲んで効くもの（内服）に分類．「内服」の語源．
・扁鵲（司馬遷『史記』列伝に記載）——古代最高の名医とされる．

3）前　漢

・王侯の墳墓——馬王推古墳の出土品に「帛書《五十二病方》」．最古の処方薬．
・元帝の代（前32〜前6年）に朝鮮人参を薬として使った最古の記録あり．
・中国最古の医学書『黄帝内経』——古代中国医学の原形が成立したとされる．

◆『黄帝内経』
　　中国医学三大古典の一つ．中国医学の古典としては現存最古のもの．紀元前2〜1世紀の作と伝えられる．著者不詳．「素問」と「霊枢」の部とからなる．前者には，中国医学の基礎理論，人体の生理，病理，衛生，鍼灸の基礎理論などが対話形式で述べられている．後者は，鍼灸に関する実際的な記載がある．後世，多くの注釈書がある．陰陽五行説の世界観に基づく説明．形式論理的で牽強附会な議論が多い．

4）後　漢

・最古の薬物書『神農本草経』成立．

◆『神農本草経』
　　中国における薬物学の最古の古典．西暦1〜2世紀頃の作とされる．著者不詳．古く散逸したが，現存する宋代の本草書『大観本草』，『政和本草』より推測可能．365種の生薬を上，中，下に分類．上薬120種は，君で天に応じ，無毒で多服久服に耐える．「命を養う」薬，不老長寿に資する薬物の意．中薬120種は，臣で人に応じ，無毒または有毒．「性を養う」薬．病根を絶ち，虚贏を補うとあり，強壮強精に近い意か．精神的失調を治すとの説もある．下薬125種は，佐使で地に応じ，多毒で久服に適さない．「病を治す」薬——身体的な苦痛を取り除く意とされる．上薬は，水銀，雲母，石英，滑石などの鉱物，「芝」（キノコ類），人参，甘草，茯苓，地黄，竜骨，牡蛎など，中薬は，当帰，黄耆，呉茱萸，黄芩，黄連，五味子，芍

薬, 桔梗, 乾姜, 麻黄, 葛根など. 下薬は, 大黄, 蜀椒, 附子, 巴豆, 甘遂, 大戟などである.

5) 後漢末（西暦220年頃）

・張仲景『傷寒雑病論』成立.

◆『傷寒雑病論』

3世紀初頭の作とされる. 薬物治療の最古かつ最重要古典. 不可欠の実用書でもある. 後に, 傷寒と呼ばれる急性症を扱った『傷寒論』と, 雑病と呼ばれる慢性症を扱った『金匱要略』とに分かれて伝わった.『傷寒論』は, 急性熱性伝染病（一説にチフス）の治療を「三陽三陰」と呼ぶ6つの病態に分類する. 代表的処方は, 桂枝湯, 麻黄湯, 葛根湯, 小柴胡湯, 柴胡桂枝湯, 半夏瀉心湯, 五苓散, 真武湯, 人参湯, 小建中湯などがある.『金匱要略』は, 気道疾患, 浮腫をきたす疾患, 婦人科的疾患など, 諸種の慢性疾患の治療を論ずる. 代表的処方は, 八味地黄丸, 防已黄耆湯, 炙甘草湯, 大建中湯, 当帰芍薬散, 桂枝茯苓丸, 芎帰膠艾湯, 当帰建中湯, 半夏厚朴湯, 温経湯などがある. これらは, 現在も頻用される重要処方である.

6) 魏晋南北朝

・華佗——『三国志』にも登場する伝説的名医.
・仏教とともにインド医学伝来. 中国医学にも影響を与えた.
・道教の影響で不老長寿願望が高まり, 仙人になる薬が研究されたが, 砒素, 水銀などの有毒金属を用いたので犠牲者が多発.「五石寒石散」など.
・王叔和（西晋の大医令）が『傷寒論』編纂.『脈経』を著作.

7) 隋・唐

・巣元方『諸病源候論』——病名をあげて当時の考え方を説明.
・医学全書——『千金要方』,『外台秘要方』（黄連解毒湯など）が著された.

8) 宋

・朱子学の影響下に身体内部の「気」を重視する医説が隆盛. 形式主義的議論が多い.
・『太平恵民和剤局方』——国撰処方集. 安中散などが記載される.
・宋改——『傷寒論』,『金匱要略』,『金匱玉函経』,『黄帝内経素問・霊枢』など, 唐以前の重要な医書の校訂出版を国家事業として行った.

9) 金・元

・金元四大家

　　陰陽五行説による医説. 宇宙万象を陰陽二気と木火土金水の五因子の相互関係の変化によって説明. 人体にも適用した. 以後の中国医学の主流であり, 現代中医学の源流とも考えられる.

・劉完素または劉河間（金：1120～1200）——寒涼派.『素問玄機原病式』,『宣明論』. 瀉火剤を多用し, 防風通聖散を創製.

漢方医学の歴史

- 張従正または張子和(金:1156～1226)——攻下派.『儒門事親』. 発汗剤, 催吐剤, 瀉下剤を多用した. 日本の吉益東洞に影響を与えた.
- 李杲または李東垣(元:1180～1251)　　補土派.『脾胃論』,『内外傷弁惑論』など多数. 脾胃を補うことを主張して補剤を多用. 特に補中益気湯, 半夏白朮天麻湯などを創製.
- 朱震亨または朱丹渓(元:1281～1358)——養陰派.『格致余論』,『丹渓心法』など多数. 陽有余陰不足説を唱え, 滋陰降火の治療を主張.

10) 明
- 明の医学は, 江戸時代の日本の医学に多大の影響を与えた.
- 内容的には, 金元四大家の医説を整理統合した形が主である.
- 『玉機微義』(劉純),『医書大全』(熊宗立),『医学正伝』(虞天民),『万病回春』(龔廷賢),『本草綱目』(李時珍)などがある.

11) 清以後
- 文献的考証学が主流となり, 実際の治療は前時代を継承した. 基本的変化はなく, 陰陽五行説などは, そのまま受け継がれた.
- 共産革命後, 伝統医学を中医学と称し, 現在に至る.

2. 日本の伝統医学の歴史

1) 平安朝以前
- 古事記によれば, 5世紀中頃に朝鮮より医師往来の記録あり.
- 仏教伝来とともに魏晋南北朝期の中国医学が伝えられたと推定される.
- 大宝律令(701年)に医疾令あり, 医学教育について記載.
- 8世紀, 鑑真渡来. 医薬学にも通じていた.
- 正倉院御物——聖武天皇の遺品に大黄, 人参, 甘草などの薬あり.
- 984年『医心方』(丹波康頼)——日本最古の現存医書. 中国医書の引用.

2) 鎌倉～室町期
- 宋版医学書を輸入.『和剤局方』の医学の移入.
- 禅僧を中心に中国医学が受容された.
- この頃, 家伝薬が多数作られた——「小田原ういろう」, 富山「反魂丹」など.
- 梅干し, ドクダミ, センブリなどの民間薬が始まった.

3) 室町末期～安土桃山期(15世紀以後)
- 曲直瀬道三(1507～1594), 曲直瀬玄朔らが, 明医学を導入. 京都で医学舎『啓迪院』を創建, 医学教育活動に従事, 金元医学の影響が大きく, 陰陽五行説を尊重.
- 「近世日本漢方の基礎は, 田代三喜が明より初めて李朱医学を持ち帰り, 道三がこれを広めたというの

が通説である．しかし，いまはまだ歴史の陰にかくれて浮彫りにはされていないが，そこにはいくたの入明医師の活動や，知識人による医学文化事業があった．禅僧によって究められた高度の漢学もあった．これらの醸成された社会背景があってこそ初めて道三の出現が可能となったのである．」（小曽戸洋[1]）．
・道三流の医術は後に，古方派(後述)に対して後世派と称された．

4) 江戸期

・観念論的な朱子学から，伊藤仁斎，荻生徂徠を中心とする実証学への転換の影響を受けて，医学にも「古方派」と呼ばれる革新派が現れた．
・古方派の特徴は，中国医学の観念論的議論の批判と実証性の重視であり，陰陽五行説を徹底的に否定した．『傷寒論』・『金匱要略』の医学(古方)を尊重することを唱え，臨床的に実践した．
・山脇東洋は親試実験を唱え，日本初の解剖書『蔵志』を著した．
・吉益東洞は「目に見えないものについては言わない」とし，腹診を重視した．
・しかし，18世紀以後には，「古方を主としてその足らざるを後世方等を以って補うべし」と，『傷寒論』・『金匱要略』の考え方を基本とするが，臨床に役立つならば他の処方も用いるとする「折衷派」が登場した．和田東郭，有持桂里らの優れた臨床家が多く，現代日本漢方も負うところが大きい．
・また，臨床経験を集約した「口訣」の重視もこの期に始まり，今に至る．口訣を集めた口訣書も多く出版された．

5) 明治期以後

・明治政府は，明治8年，西洋医学修得者でなければ医師の資格を与えないと定め，以後，西洋医学優先政策により漢方が衰退した．
・大正期以後，西洋医学を学んだ医師による漢方復興運動が始まった．和田啓十郎『世界の鐵椎』，湯本求真『皇漢医学』などが代表的である．
・昭和10年頃より，大塚敬節(1900～1980)，矢数道明らを中心に漢方復興運動が盛んとなり，戦後には，東西両医学協調も模索されるようになった．
・昭和25年，日本東洋医学会発足．
・昭和51(1976)年，健康保険薬価基準に大量収載．西洋医学に基づく医療体系の中において漢方薬が利用できるようになった．

参考文献
1) 小曽戸 洋：中学医学古典と日本．塙書房，1996．

■漢方医学の基本的参考書

●入門書
- 稲木一元，松田邦夫『ファーストチョイスの漢方薬』（南山堂，2006）
- 稲木一元，松田邦夫『女性のための漢方薬』（中外医学社，2010）
- 五島雄一郎，高久史麿，松田邦夫(監修)『漢方治療のABC』（日本医師会雑誌臨時増刊，医学書院，1992）
- 大塚恭男『東洋医学入門』（日本評論社，1983）
- 大塚恭男『東洋医学』（岩波新書448，1996）

●中級者向け
- 松田邦夫『症例による漢方治療の実際』（創元社，1992）
- ＊大塚敬節，矢数道明，清水藤太郎『漢方診療医典』（南山堂，初版：1969，第6版：2001）
- ＊大塚敬節『症候による漢方治療の実際』（南山堂，1967）
- 大塚敬節『漢方診療三十年』（創元社，1976）
- ＊大塚敬節『大塚敬節著作集』（全8巻）（春陽堂，1982）
- 矢数道明『臨床応用漢方処方解説』（創元社，1981）
- 稲木一元『臨床医のための漢方薬概論』（南山堂，2014）

●古　典
- 張仲景『傷寒論』（後漢）…大塚敬節『傷寒論解説』（創元社，1966）
- 張仲景『金匱要略』（後漢）…大塚敬節(主講)，日本漢方医学研究所(編)『金匱要略講話』（創元社，1979）
- 尾台榕堂『類聚方広義』（江戸末期）…財団法人・日本漢方医学研究所・復刊，1993
- 浅田宗伯『勿誤薬室方凾口訣』（江戸末期）…長谷川弥人『勿誤薬室方凾口訣釈義』（創元社，1994）
- 湯本求真『皇漢医学』（昭和初期）…復刻版；燎原書店，1976

●その他
- 富士川游『日本医学史』（形成社，1972）
- 小川鼎三『医学の歴史』（中央公論社，1964）
- 岡西為人『本草概説』（創元社，1977）
- 小曽戸洋『中国医学古典と日本』（塙書房，1996）

■漢方医学関係諸団体

●社団法人日本東洋医学会

昭和25年設立．日本医学会分科会．会員数は9,071名（2015年3月），うち医師会員数は7,420名．専門医制度あり，専門医数2,178名．日本東洋医学雑誌および学術総会抄録号を発行．また，和漢医薬学会と合同で英文誌「Traditional & Kampo Medicine」をオンラインジャーナルで発行．

　事務局：〒105-0022　東京都港区海岸1丁目9-18　国際浜松町ビル6階
　TEL　03-5733-5060　　ホームページ　http://www.jsom.or.jp/

●東亜医学協会

昭和13年設立．漢方医学の臨床研究の発表雑誌として機関誌『漢方の臨床』を毎月発行．

　事務局：〒101-0065　東京都千代田区西神田2-7-4　島崎ビル6F　TEL　03-3264-8410

●和漢医薬学会

1984年設立．和漢薬（漢方薬を含む）の基礎的および臨床的研究者の団体．日本東洋医学会と合同で「Traditional & Kampo Medicine」を発行．

　事務局：〒930-0194　富山市杉谷2630　国立大学法人富山大学和漢医薬学総合研究所内
　TEL　076-434-7635　　ホームページ　http://www.wakan-iyaku.gr.jp/

索引

[総] = 総論：漢方治療に必要な基礎的資料
[呼] = 1. 呼吸器疾患
[循] = 2. 循環器疾患
[消] = 3. 消化器疾患
[代] = 4. 内分泌・代謝疾患
[腎] = 5. 腎疾患
[泌] = 6. 泌尿器疾患
[精] = 7. 精神・神経疾患
[産] = 8. 産婦人科領域疾患
[小] = 9. 小児疾患
[老] = 10. 老年期疾患
[運] = 11. 運動器疾患
[皮] = 12. 皮膚疾患
[耳] = 13. 耳鼻咽喉科領域疾患
[腫] = 14. 悪性腫瘍
[薬] = 15. 薬草ものがたり
[歴] = 16. 漢方医学の歴史

＜日本語＞

あ

アコニチン　[運]140,145
アサ　[消]79
アズキ　[消]79
アストロサイト　[精]114
アトピー性皮膚炎　[皮]151,153,[薬]161,164
アミガサユリ　[薬]163
アミグダリン　[薬]163
アルコール性肝障害　[消]82
アルツハイマー型認知症　[精]114
アレルギー性鼻炎　[呼]52,[耳]158,[薬]171
アレルギー性鼻炎型　[呼]41
アロエ　[消]79
アンズ　[消]79,[薬]163
悪性腫瘍　[消]69,81,85,[泌]95,[産]116,[老]137,[腫]160
有持桂里　[歴]177

い

イレウス　[消]67
インスリン　[代]88
　――製剤　[代]87
インターフェロン　[消]82,[薬]162
　――製剤　[消]68,83
　――療法　[消]67
インドメタシン　[薬]174
インフルエンザ　[呼]40,41
胃炎　[消]69,71,[老]138
　頻用漢方薬　[総]27

胃下垂　[消]69,76,[代]87
胃十二指腸潰瘍　[消]67,69,71
胃腸虚弱型　[呼]42
胃痛　[消]72
　頻用漢方薬　[総]27
胃内停水　[消]71,[薬]171
胃もたれ　[消]69,73,74
医心方　[歴]177
異常発汗　[産]121
易怒性　[老]139
易疲労　[消]75
易疲労性　[小]129
意欲障害　[精]110
陰　[総]3
　――の病態　[呼]43
陰虚証　[総]7,[消]67,[産]125,[運]148,[薬]172
陰証　[総]7,[呼]40,[耳]158,[薬]172
陰陽　[総]3,[呼]40
　――虚実　[総]6
　――五行説　[歴]176,177
咽喉異物感　[産]121
咽喉頭異常感(症)　[精]101,107,110,111,112,[耳]158
　頻用漢方薬　[総]27
咽頭炎　[呼]41,42

う

うっ血　[精]106,[産]117,[運]146
うつ病　[精]110

え

エキス製剤　[消]68
エストロゲン様作用　[薬]162
エビスグサ　[消]79
エフェドリン　[精]109,[薬]173
円形脱毛症　[皮]151
炎症性腸疾患　[消]67
塩類下剤　[消]78

お

嘔気　[消]71,73
嘔吐　[消]69
黄耆　[運]141,143,[薬]161
黄芩　[薬]162
黄体機能不全症　[産]116
黄疸　[総]22
黄連　[消]72,73,[皮]151,[薬]162
横紋筋融解症　[薬]163
瘀血　[総]4,7,[消]80,[精]100,106,[産]117,120,122,[運]146,148,[皮]156
　――所見　[総]17
　――の徴候　[総]7,[精]106,[産]117,[運]146
　――の腹証　[総]17,[消]82
悪心　[消]69,72
大塚敬節　[消]79,[精]103,[産]125,[歴]178
温熱剤　[老]135

か

ガイソシメジンメチルエーテル

　　　　　　　　　　　　　　　　　[精]115
カウンセリング　[泌]98
ガス疝痛　[消]74,77,85
カリウム　[腎]94
かぜ症候群　[薬]173
咳嗽　[呼]38
　　頻用漢方薬　[総]27
潰瘍　[消]73
　──性大腸炎　[消]67
顔色　[総]6
化学療法　[消]85,[腫]160,
　　　　　　　　　　[薬]169
喀痰,頻用漢方薬　[総]27
加工附子　[薬]172
火傷　[皮]151,157
過食　[消]71
下肢静脈血栓症　[循]67
下垂体質　[総]11,[消]80
下腹部正中芯　[総]18
下腹部腹直筋異常緊張　[総]18
下部尿路結石　[泌]96
香月牛山　[産]122
家族性高脂血症　[代]90
過多月経　[産]118,119
過敏性腸症候群　[消]67,71,74,
　77,80,84,[代]88,[泌]96,
　　　　[産]119,120,[老]138
　　頻用漢方薬　[総]26
肩こり　[運]140
仮面うつ病　[精]110,[産]123
肝炎　[薬]166
肝癌発症抑制　[消]81
肝機能障害　[総]22,[消]82
　　頻用漢方薬　[総]27
　──,副作用としての　[総]22
肝硬変　[消]81,[老]137
肝細胞癌　[消]82
肝疾患　[消]81
肝障害　[消]83
肝性脳症　[消]81
肝線維化　[消]81
乾姜　[消]72,[運]140,145
乾地黄　[薬]166
間質性肺炎　[総]20,[消]67,83
間代性痙攣　[薬]171
眼精疲労　[消]81
関節炎　[運]140,141
　　頻用漢方薬　[総]27
関節リウマチ　[運]140,[薬]170
　　頻用漢方薬　[総]27,[運]141
甘草　[薬]162
　　ミオパシー　[総]21
　　偽アルドステロン症　[総]21
　　禁忌　[総]22

西洋医薬との併用　[総]26
重大な副作用　[総]21
併用注意　[総]26,[循]59
──2.5g 以上含有する漢方薬
　　　　　　　　　　[総]22
感冒　[精]103,[老]137,138,[薬]
　　　　　　　　　　167
　　頻用漢方薬　[総]27
漢方の病態分類　[総]3
顔貌　[総]7
顔面紅潮　[総]6,[産]123

き

ギックリ腰　[運]146,149
気　[総]4,[精]100,[薬]164
　──の上逆　[総]6
　──の上衝　[薬]164
気うつ　[総]4,[精]100
気管支炎　[老]138,[薬]166,173
　安全確保のための基礎知識
　　　　　　　　　　[呼]45
　亜急性期無熱例　[呼]47
　回復期　[呼]48
　気道狭窄音　[呼]47
　急性期解熱後　[呼]47
　呼吸困難感　[呼]47
　柴胡剤　[呼]45
　神経症傾向　[呼]48
　西洋医薬との併用　[呼]49
　発熱　[呼]46
　頻用漢方薬　[総]27,[小]130
　麻黄　[呼]45
気管支拡張剤　[精]109
気管支喘息　[呼]49,[老]138,
　　　　　　　　　　[薬]173
　アレルギー型　[呼]50,52
　アレルギー素因　[呼]49
　虚弱体質型　[呼]50,53
　呼吸困難　[呼]50,52
　柴胡剤　[呼]51
　西洋医薬との併用　[呼]51
　咳込み型　[呼]50,52
　体質改善　[呼]53
　頻用漢方薬　[総]27,[呼]50
　頻用処方　[呼]52
　麻黄　[呼]51
　慢性気管支炎合併例　[呼]53
気血水　[総]4
気虚　[総]4,[精]100
気道狭窄音　[呼]47
偽アルドステロン症　[総]21,
　　　　　　　　　　[薬]162
起立性調節障害　[精]107,[小]134

逆上感　[精]101
牛山活套　[産]122
急性胃炎　[消]69
急性肝炎　[消]81
急性気管支炎の発熱例　[呼]46
気性上気道炎　[呼]41,44
急性蕁麻疹　[消]77
急性膵炎　[消]83
急性胆嚢炎　[消]83
急性尿閉　[泌]95
虚血性心疾患　[老]136,[運]141,
　　　　　　　　　　144
虚実　[総]3
虚弱児　[消]77,[代]88,[腎]92,
　　　　　　　[泌]97,[小]128
　アレルギー性鼻炎　[小]129
　易疲労性　[小]129
　感冒　[小]129
　気管支喘息　[小]129
　神経質　[小]129
　寝汗　[小]130
　扁桃肥大　[小]129
　補剤　[小]128
　麻黄　[小]128
　慢性副鼻腔炎　[小]129
虚弱体質　[呼]53,[消]74,[泌]
　96,[精]106,107,109,[皮]153,
　　　　　　　　　　[耳]159
　体質改善　[呼]53
　頻用漢方薬　[総]28
虚証　[総]3,6,11,[消]75,[代]
　　87,[薬]161,171,174
魚醒草　[消]79
魚毒　[皮]154
胸脇苦満　[総]13,14,[消]71,
　72,77,81,84,[代]87,[腎]93,
　[精]103,110,[産]122,[薬]166
胸脇部　[総]10
凝固線溶系　[精]106
　──異常　[産]117
強壮剤　[薬]166
胸痛　[循]63
杏仁　[消]79,[薬]163
　──水　[薬]163
起立性調節障害　[精]107,[小]134
禁忌　[消]67
　甘草　[総]22
　紫雲膏　[総]23
　小柴胡湯　[総]20,[呼]37,
　　　　　　　　　　[消]81
　──,インターフェロン製剤
　　投与中の患者に対する
　　　　　　　　　[総]20,25
金匱要略　[運]145,[薬]166,[歴]

索　引

筋緊張性頭痛　　［精］101, 103
筋痙攣性疼痛　　［運］141
筋弛緩作用　　［精］109
筋攣縮　　［腎］92

く

クコ　　［消］79
クモ状血管腫　　［消］82
グリチルリチン　　［薬］162
　　──酸　　［薬］162
グルタミン酸神経系　　［精］114
駆瘀血剤　　［総］17, ［精］103, ［産］117, ［運］145, 148, ［皮］154, ［薬］165, 170, 173
駆瘀血作用　　［消］78
口訣　　［歴］178
苦味健胃剤　　［消］72, 73
空気飢餓感　　［精］111
頸こり　　［運］140
車酔い　　［精］102, 105, 107, 108

け

ゲンノショウコ　　［消］79
げっぷ　　［消］69, 71
下剤　　［薬］163
下痢　　［消］74, 75
桂アルデヒド　　［薬］164
桂皮　　［消］72, ［運］140, 145, ［皮］152, ［薬］164
　　慎重投与　　［総］24
頸肩腕症候群　　［運］140
経口糖尿病薬　　［代］88
形成性陰茎硬化症　　［泌］95, 99
痙攣性疼痛　　［運］149
痙攣性便秘　　［消］75, 77
血　　［総］4
血圧降下作用　　［薬］162
血液ガス分析　　［消］67
血虚　　［総］4, ［薬］167, 170
血糖降下作用　　［代］86
血尿　　［腎］93
血熱　　［薬］167
月経異常　　［精］107, ［産］118, 120, 124
月経困難症　　［産］119, 120
月経周期の異常　　［産］120
月経前緊張症　　［精］100, ［産］119, 120, 123
月経痛　　［消］77, ［産］119
　　頻用漢方薬　　［総］28
月経不順　　［産］120

頻用漢方薬　　［総］28, ［産］120
決明子　　［消］79
肩甲関節周囲炎　　［老］139
倦怠感　　［消］75
顕微鏡的血尿　　［腎］93, ［泌］99
玄米食　　［消］79

こ

こむらがえり　　［腎］92, ［運］141, 142, ［薬］167
呼吸困難　　［消］67
　　──感　　［呼］47, ［精］111
牛膝　　［腎］93, ［運］142
枯燥　　［総］7
古方派　　［総］13, ［歴］178
抗アレルギー作用　　［薬］162
抗炎症作用　　［薬］162
抗潰瘍作用　　［薬］162
抗癌剤　　［老］137, ［腫］160
抗菌作用　　［消］78
抗高脂血症作用　　［代］86
抗甲状腺剤　　［代］90
高アンドロゲン血症　　［薬］168
高血圧(症)　　［循］56, 57, ［消］77, ［代］87, ［精］103, 107, ［産］123, ［老］137, 139, ［運］142, 147, ［薬］162
　　頻用漢方薬　　［総］27
高コレステロール血症　　［代］90
高脂血症　　［消］77, ［代］86, 90
　　→　脂質異常症を参照
高トリグリセリド血症　　［代］90
高尿酸血症　　［代］86
高プロラクチン血症　　［薬］168
高齢者　　［循］58, ［消］76, 77, ［代］88, ［腎］92, 93, ［精］105, 110
膠飴　　［消］78
膠原病　　［腎］93, ［薬］170
口渇　　［代］89, ［腎］93
口乾　　［運］147
口内炎　　［消］68
皇漢医学　　［歴］178
交感神経興奮薬　　［薬］174
交感神経興奮様作用　　［薬］173
交感神経刺激薬　　［精］109
甲錯　　［産］117
甲状腺機能亢進症　　［代］86, 90
黄帝　　［歴］175
黄帝内経　　［歴］175
更年期障害　　［消］77, 81, ［精］104, 107, 109, ［産］116, 117, 121, 124, 126
　　頻用漢方薬　　［総］28

更年期不定愁訴　　［精］101, 104, 111, 112
厚朴　　［消］78, ［精］109, ［薬］165
後腹膜線維化症　　［泌］99
肛門周囲炎　　［消］77, 80
肛門部痛　　［消］80
絞扼性イレウス　　［消］67

さ

さめはだ　　［産］117
臍下　　［総］10
　　──不仁　　［老］137
臍上　　［総］10
　　──悸　　［総］15
細菌性皮膚感染症　　［皮］152
細辛　　［運］140, 145
細絡　　［産］117
柴胡　　［消］72, 78, ［薬］166
　　──剤　　［呼］45, 51, ［泌］99, ［精］103, 109, ［薬］166
再発性鼻出血　　［耳］159
数(脈)　　［総］9
坐骨神経痛　　［代］89, ［産］124, ［老］137, 139, ［運］142, 145
三叉神経痛　　［精］104
三皇五帝　　［歴］175
山梔子　　［消］78
産褥神経症　　［精］100, ［産］122
酸棗仁, 慎重投与　　［総］24
酸素吸入　　［消］67
残尿　　［泌］99
残便感　　［消］77, 80

し

シソ(紫蘇)　　［皮］154
ショック　　［消］67
ジンセノサイド　　［薬］170
しびれ, 頻用漢方薬　　［総］28
しもやけ　　［精］104, ［産］119, 124, ［運］142, 148, ［皮］149, 157
紫雲膏　　［総］23
地黄　　［消］78, ［皮］151, 152, ［薬］166
　　慎重投与　　［総］24
弛緩性体質　　［泌］96
弛緩性便秘, 高齢者の　　［消］76
子宮筋腫　　［産］118
子宮内膜症　　［産］118
子宮発育不全　　［産］118
自己免疫疾患　　［薬］170
自律神経失調症　　［精］100, 101, 111, ［産］128

183

歯痕舌　　［総］8, ［腎］91
脂質異常症
痔疾　　［消］80, ［産］117, 120, ［薬］170
　　頻用漢方薬　　［総］27
痔出血　　［消］80
止瀉作用　　［消］78
滋潤　　［薬］167
　　──剤　　［老］136
指掌角皮症　　［産］119, 120, 123, ［皮］151, 153
視診　　［総］6
脂質異常症　　［代］90
脂肪肝　　［消］81, ［代］87, ［精］103
脂漏性湿疹　　［皮］153
膝関節痛　　［代］87, ［運］142
実証　　［総］3, 6, 7, 11
湿疹　　［皮］153, ［薬］164, 171
瀉下作用　　［消］78, ［薬］169
瀉心湯類　　［薬］162
車前子　　［腎］93, ［運］142
芍薬　　［消］75, 78, ［運］141, ［薬］167
手掌紅斑　　［消］82, ［産］117, ［運］146
習慣性流産　　［産］116, 120
周期性嘔吐(症)　　［精］102, ［小］134
　　頻用漢方薬　　［小］134
就眠障害　　［産］123
十薬　　［消］79
熟地黄　　［薬］166
熟眠障害　　［精］109
朮　　［精］104
出血性膀胱炎　　［泌］99
出血性メトロパチー　　［産］120
術後通過障害　　［消］77, 85
術後の諸症状　　［消］85
　　頻用漢方薬　　［消］85
循環障害　　［精］106
証　　［総］2, 4
消化器型感冒　　［精］102
消化性潰瘍　　［消］72, 81, ［薬］165
傷寒雑病論　　［薬］162, ［歴］176
傷寒論　　［総］13, ［薬］166, ［歴］176, 178
症候による漢方治療の実際　　［精］103
小柴胡湯
　禁忌　　［総］20, ［呼］38
　警告　　［総］20
　──を含む漢方薬　　［総］20
　注意　　［消］83
　副作用　　［総］20, ［呼］38, ［消］67
小児喘息
　虚弱児　　［小］131
　体質改善　　［小］131

頻用漢方薬　　［小］131
小児の特殊性
　駆瘀血剤　　［小］127
　柴胡剤　　［小］127
　心身症　　［小］127
　心身相関　　［小］127
　水毒　　［小］127
　投与量　　［小］128
　副作用　　［小］127
　附子剤　　［小］127
　母子同服　　［小］127
　麻黄　　［小］127
　陽証　　［小］120
小腹　　［総論］10
　──急結　　［総］17, ［産］117, ［運］148
　──弦急　　［総］18, ［代］89
　──拘急　　［総］18
　──鞭満　　［総］17, ［産］117
　──軟　　［代］89
　──不仁　　［総］16, ［代］89, ［腎］93, ［運］147
　──満　　［総］17
生薬　　［総］2
常習頭痛　　［精］101
常習(性)便秘　　［消］67, 76
掌蹠膿疱症　　［皮］151
焦燥感　　［精］101
上気道炎　　［老］138
上衝　　［総］4
上腹部正中芯　　［総］13
上腹部痛　　［消］71
上腹部不定愁訴　　［消］74, 81
静脈炎　　［産］117
静脈瘤　　［産］117, ［運］146
食道静脈瘤　　［消］81
食欲　　［総］8
　──不振　　［消］70, 71, 72, 74, ［代］87, ［小］128
植物性緩下剤　　［消］80, 84
辛夷　　［薬］167
腎炎　　［腎］91, 92, ［薬］166
　頻用漢方薬　　［総］28
腎下垂　　［泌］95
腎機能　　［運］144
　──障害　　［老］136
　──不全　　［腎］92
腎虚　　［運］145
腎結石症, 頻用漢方薬　　［総］28
腎疾患　　［運］142, 147
腎障害, 高齢者の　　［腎］92
腎不全　　［薬］174
心下悸　　［総］15
心下支結　　［総］15

心下振水音　　［総］12, 13
心下痞鞕　　［総］12, ［消］68, 71, 73, 74
心下痞満　　［総］13
心下部　　［総］10
心窩部
　──痛　　［消］69, 71
　──つかえ感　　［消］70
　──拍水音(心下振水音)　　［総］12, ［消］69, 70, 72, 73, 75, 81, ［代］87, 88, ［腎］91, ［精］107
　頻用漢方薬　　［小］131
心気症　　［泌］97, 98, ［精］104, 105, ［産］123
心身一如　　［総］1, ［精］100
心身症　　［精］100, 106, ［産］126, ［皮］155
心身相関　　［精］100
心臓神経症　　［精］110
　頻用漢方薬　　［総］27
心不全　　［薬］174
晋耆　　［薬］161
参耆剤　　［薬］161
鍼灸　　［歴］175
神経症　　［泌］97, 98, ［精］103, 107, 110, 111, ［産］123, 126
　頻用漢方薬　　［総］27
神経痛　　［運］140
神農　　［歴］175
神農本草経　　［歴］175
滲出性中耳炎　　［薬］161
尋常性乾癬　　［皮］157
尋常性痤瘡　　［皮］156
振戦　　［循］65
身体化障害　　［精］101
身体表現性障害　　［精］111
診断手順　　［総］5
慎重投与
　甘草　　［総］21
　桂皮　　［総］24
　酸棗仁　　［総］24
　地黄　　［総］24
　石膏　　［総］24
　川芎　　［総］24
　大黄　　［総］23, 24
　当帰　　［総］24
　人参　　［総］24
　附子　　［総］23, 24
　麻黄　　［総］23, 24
蕁麻疹　　［皮］155

す

ステロイド(剤)　　［消］67, ［腎］93,

　　　　　　　　　　［皮］151,153
　　――様作用　　［薬］166
ストレス性胃炎　［消］70,71,74,
　　　　　　　82,［皮］155,［薬］165
水　［総］4
水毒　［総］4,［消］69,［腎］91,［精］
　102,104,105,［運］141,143,149,［皮］
　155,［耳］158,［薬］161,165,169,
　　　　　　　　　　　　　　171
　　――徴候　　［精］106
膵疾患　［消］83
頭痛　［消］77,［精］101,102,103,104,
　　　　105,［老］139,［薬］167
　　――，胃腸虚弱者の　［精］105
　　――，高齢者の　［精］105
　　――，心因性の　［精］104
　　頻用漢方薬　　［総］27
睡眠障害　［精］100
睡眠誘導剤　［精］108

せ

セロトニン神経系　［精］114
性機能障害　［泌］95,［精］112
性機能低下　［運］145
性ホルモン　［産］121
精索静脈瘤　［泌］97
精神障害　［精］108
精神症状　［消］78
精力増強剤　［老］137
正中芯　［総］18
西洋医学　［総］1
西洋医薬との使い分け・併用
　　　　　　　　［総］25,［呼］49,52
　　ステロイド剤　［腎］94,［小］132
　　甘草　　［総］25,［腎］94
　　気管支拡張剤　　［小］132
　　抗アレルギー剤　　［小］132
　　抗炎症剤　　［小］132
　　抗生物質　　［小］132
　　小柴胡湯　　［総］25
　　大黄　　［総］26
　　麻黄　　［総］26
西洋医薬・漢方医薬使い分けの基
　　本　　［呼］49
舌炎　［消］68
舌診　［総］7
舌痛症　［消］68
石膏，慎重投与　　［総］24
切診　［総］9
折衷派　［歴］178
切迫性尿失禁　［泌］96
線維化疾患　［泌］99
山海経　［歴］175

川芎　［運］140,145,［皮］152,［薬］
　　　　　　　　　　　　　168
　　慎重投与　　［総］24
千金要方　［歴］176
疝痛発作　［泌］96,［薬］167
前立腺炎　［泌］96
　　――様症候群　　［泌］95,96
前立腺症　［泌］96
前立腺肥大（症）　［代］89,［腎］93,
　　［泌］95,98,［老］137,139,［運］
　　　　142,146,147,［薬］174
　　頻用漢方薬　　［総］28

そ

早期癌　［消］67
双極性障害（躁うつ病）　［精］100,
　　　　　　　　　　　　　110
蔵志　［歴］178
瘡疥　［運］141
総胆管結石　［消］83
即効　［呼］45,［代］89
　　――，頓服による　　［総］28

た

ダンピング症候群　［消］85
体型　［総］6
多飲　［代］89
多剤併用，漢方薬の　　［総］25
多糖体　［薬］170
多尿　［代］89
多発性関節痛　［老］139
打撲　［運］148,［薬］168
　　――傷　　［消］77
第一選択
　　IBS　　［消］75
　　Ménière　　［精］107
　　Raynaud病・現象　　［循］66
　　アレルギー性鼻炎　　［耳］158
　　ネフローゼ症候群　　［腎］92,93
　　しもやけ　　［皮］156
　　めまい　　［精］107
　　――，急性例　　［耳］159
　　るいそう
　　――，高度の　　［代］87
　　胃腸症状
　　――，虚弱児の　　［小］128
　　下肢静脈血栓症　　［循］66
　　過多月経　　［産］119
　　ギックリ腰　　［運］146
　　急性上気道炎　　［呼］42
　　機能性ディスペプシア　　［消］70
　　虚弱児の胃腸症状　　［小］128

起立性調節障害　［小］134
更年期障害　［産］121,123
更年期不定愁訴　［精］111,112
更年期抑うつ状態　［精］110
坐骨神経痛　［運］146
周期性嘔吐症　［小］134
小児喘息　［小］132
自律神経失調症　［精］111
腎炎　［腎］92,93
前立腺肥大症　［泌］98
低血圧症　［循］60,61
糖尿病性腎症　［腎］92
尿失禁　［泌］96,97
尿路感染症　［泌］98
冷え症　［産］121
腹痛
　　――，下痢を伴う　　［消］75
副鼻腔炎　［耳］158
片頭痛　［精］102
便秘　［消］75,76,77
慢性気管支炎　［呼］53
慢性蕁麻疹　［皮］155
慢性腰痛
　　――，中高年の　　［運］146
無症候性血尿・蛋白尿　［腎］
　　　　　　　　　　　　92,93
夜尿症　［小］131
良性発作性頭位性眩暈　［精］
　　　　　　　　　　　　107
大黄　［総］24,［消］75,76,77,78,
　　［精］110,［産］116,［老］136,［皮］
　　　　152,154,155,［薬］169
　　慎重投与　　［総］24
　　西洋医薬との併用　　［総］26
　　――剤　　［消］77,78,［腎］92
　　――を含む漢方薬　　［総］24,
　　　　　　　　　　　　　［消］78
大動脈拍動　［産］123
　　――亢進　　［総］15
大腹　［総］10
太鼓腹　［消］77,87
体質虚弱者　［薬］170
体質・体格体質
　　――頑健で比較的肥満型
　　　　（比較的実証）　　［産］123
　　――虚弱でやせ型（比較的虚証）
　　　　　　　　　　　　［産］123
　　――平均的（虚実中等度）
　　　　　　　　　　　　［産］123
代償期肝硬変　［消］81
沢瀉　［精］104
立ちくらみ　［精］107
脱肛　［消］82,［産］120
脱力感　［消］74

胆管炎　[消]83
胆汁分泌促進作用　[消]84
胆石嵌頓　[消]83
胆石症　[消]71,77,[代]87
胆石発作　[薬]167
胆道ジスキネジー　[消]84
胆嚢炎　[消]83
胆嚢結石　[消]83
胆嚢ジスキネジー　[消]71
男性不妊症　[泌]97
蛋白尿　[腎]92,[産]120

ち

血の道(症)　[精]100,[産]120,
　　　　　122,123
遅(脈)　[総]9
遅発性ジスキネジア　[精]114
注意事項
　高齢者への投与　[総]26
　妊婦，授乳婦への投与　[総]26
　小児への投与　[総]26
中国医学　[総]1
中耳炎，頻用漢方薬　[小]132
中枢作用　[消]78
猪苓　[薬]169
腸管癒着症　[消]67
朝鮮人参　[歴]175
張仲景　[総]13,[歴]176
直腸性便秘　[消]76
鎮痙作用　[薬]162
鎮痛抗炎症作用　[腎]93,[運]140
沈(脈)　[総]10

つ

痛風　[代]86

て

デオキシコルチコステロン様作用
　　　　　[薬]162
テネスムス　[消]74
てんかん　[精]100
低 HDL 血症　[代]90
低カリウム血症　[薬]162
低血圧(症)　[消]70,74,[精]106,
　　　　　[老]137
　頻用漢方薬　[総]27,[循]60
低体温　[消]72,73
低レニン血症　[薬]162
転移性腎癌　[泌]95
伝統医学　[総]1

と

トウガン　[消]79
ドクダミ　[消]79
ドネペジル　[精]114
トリカブト　[薬]172
兎糞(便)　[消]74,76,77,[代]88,
　　　　　[老]138
東亜医学協会　[歴]180
冬瓜　[消]79
当帰　[運]140,143,145,[皮]152,
　　　　　[薬]170
　慎重投与　[総]24
動悸　[循]63,[代]90,[薬]164
　頻用漢方薬　[総]27
動脈硬化症　[老]139
動脈疾患　[循]66
動揺感　[精]107
動揺病　[精]105,107
統合失調症　[精]100,114
透析合併症　[腎]92
透析療法　[腎]92
凍瘡　[皮]151
疼痛，消化性潰瘍　[消]72
糖尿病　[代]86,88,[運]142,147
　──性腎症　[代]89,[腎]92
　──性(末梢)神経障害　[代]
　　　　　88,[老]137,[運]147
　──性網膜症　[代]89
　頻用漢方薬　[総]28
桃仁　[消]79
頓服　[総]28,[消]74,84

な

ナトリウム　[腎]94
内臓下垂体質者　[消]82
難治性線維化疾患，放射線性
　　　　　[泌]99

に

ニワトコ　[消]79
にきび　[産]120,[皮]156,[薬]
　　　　　168
二次性高脂血症　[代]90
日本漢方医学研究所　[歴]179
日本東洋医学会　[歴]180
入眠障害　[精]108
尿失禁　[泌]95,[老]137,
　　　　　139,[運]146
　頻用漢方薬　[小]133
尿道炎　[泌]97,[老]139
尿道症候群　[泌]95

尿

尿閉　[老]139
尿路感染症　[泌]98
尿路結石　[泌]95
　──発作　[薬]167
尿路線維化疾患　[泌]95
尿路不定愁訴　[泌]95
人参　[消]72,78,[代]87,[運]
　　　　　143,[皮]152,[薬]170
　──剤　[消]73
　慎重投与　[総]24
妊娠中毒症　[腎]93,[産]120

ね

ネフローゼ
　──症候群　[腎]91,92,93
　頻用漢方薬　[総]28
寝汗　[消]81,[老]138
　頻用漢方薬　[小]129

の

のぼせ　[消]77,[精]107,[産]121
脳血管障害
　──慢性期　[精]108,[老]139
　頻用漢方薬　[総]27,[循]65
脳循環障害　[循]65
脳卒中後遺症　[老]139

は

パーキンソン病　[精]114
ハチミツ　[消]79
ハンチントン病　[精]114
排尿異常　[老]137,[運]145
排尿障害　[老]136,[運]144
排卵異常　[産]120
排卵障害　[産]116,123
貝母　[薬]163
白内障　[代]89
発汗　[呼]44,[精]101,[薬]164
発熱　[呼]44,[消]67
　──，急性気管支炎の　[呼]46
反復性臍疝痛　[代]88,[小]129
　頻用漢方薬　[小]129,134
反復性膀胱炎　[老]139

ひ

悲哀気分　[精]110
非ステロイド系抗炎症剤　[腎]
　　　　　93,[運]140
冷え(症)　[消]75,76,[産]116,124
　頻用漢方薬　[産]124,126

索　引

冷えのぼせ　［産］123,124,［薬］164
鼻炎　「耳］158,「薬］168
　　頻用漢方薬　［総］28,［小］130
微似汗　［呼］44
微小循環障害　［精］106,［産］117,
　　　　　　　　　　　　［運］146
微小変化群　［腎］91
微熱, 頻用漢方薬　［小］130
皮膚　［総］7
皮膚炎　［皮］153
皮膚化膿症　［皮］151,［薬］168
皮膚真菌症　［皮］152
皮膚瘙痒（症）　［腎］92,［皮］151
腓腹筋痙攣　［運］141,142
肥満（症）　［消］77,82,［代］86,87
疲労倦怠（感）　［代］88,［老］137
　　頻用漢方薬　［総］28
白朮　［運］141
病態分類, 漢方的な　［総］3
貧血　［消］85,［腎］93
頻用漢方薬（処方）
　ネフローゼ　［総］28
　しびれ　［総］28
　めまい　［総］28,［循］60,65,
　　　　　　　　　　　　［精］107
　胃炎　［総］27,［消］69,70
　胃痛　［総］27
　咽喉頭異常感（症）　［総］27
　易疲労　［循］60
　咳嗽　［総］27,［呼］46
　喀痰　［総］27,［呼］46
　過敏性腸症候群　［総］27,［消］
　　　　　　　　　　69,［精］112
　肝機能障害　［総］27,［消］82
　肝疾患　［消］81
　関節炎　［総］27,［運］141
　関節リウマチ　［総］27,［運］142
　感冒　［総］27,［呼］52
　気管支炎　［総］27,［老］138
　気管支喘息　［総］27,［呼］50
　急性上気道炎　［呼］41
　虚弱体質　［総］28,［小］129
　起立性調節障害　［循］61,［小］
　　　　　　　　　　　　　　134
　起立性低血圧症　［循］55
　月経異常　［産］116,120
　月経困難症　［産］116,120
　月経痛　［総］28,［産］118
　月経不順　［総］28,［産］120
　高血圧症　［総］27,［循］55
　更年期障害　［総］28,［産］116,
　　　　　　　　　　　　　　121
　更年期不定愁訴　［精］112
　痔疾　［総］27,［消］80

術後の諸症状　［消］85
上気道炎　「老］138
常習性便秘　［消］67
腎炎　［総］28,［腎］93
腎結石症　［総］28
神経症　［総］27
振戦　［循］65
心臓神経症　［総］27,［循］63
頭痛　［総］27
前立腺肥大症　［総］28,［泌］98
胆石症　［消］84
胆道ジスキネジー　［消］84
低血圧症　［総］27,［循］60
動悸　［総］27,［循］64
糖尿病　［総］28
脳血管障害　［総］27,［循］65
冷え性　［循］60
鼻炎　［総］28,［耳］158
疲労倦怠　［総］28,［循］61,62
浮腫　［総］28,［腎］93
不妊症　［総］28,［産］120
不眠症　［総］27,［精］109
変形性膝関節症　［総］27,［運］
　　　　　　　　　　　　141,149
便秘　［総］27,［消］75,76,77
慢性胃炎　［消］67
慢性肝炎　［総］27,［消］67
慢性気管支炎　［老］138
慢性膵炎　［消］84
慢性頭痛　［循］65
慢性副鼻腔炎　［総］28,［耳］158
腰痛　［総］27,［老］137,145
老年期疾患　［老］137
流産癖　［総］28,［産］120

ふ

プソイドエフェドリン　［腎］93,
　　　　　　　［運］140,［薬］173
フタリド　［薬］168
プルーン　［消］79
プロスタグランジン　［腎］93,
　　　　　　　　　　　　［薬］173
プロスタトディニア　［泌］96
不安感　［精］107
不安焦燥感　［産］123
不安神経症　［精］111,［耳］159
不安発作　［精］112
不安抑うつ状態　［精］100,101
不均衡症候群　［腎］92
不整脈　［代］90,［運］144,［薬］
　　　　　　　　　　　　172,174
不定愁訴　［消］77,85,［精］100,101,
　　　　　　　　　　　　　［産］123

──症候群　［精］111,［産］121
不妊症　［産］116,120,123,［薬］167
　　頻用漢方薬　［総］28
不眠（症）　［消］71,77,［精］108,
　　［産］123,124,［老］139,［薬］168
　　頻用漢方薬　［総］27
附子　［総］24,［産］116,［運］140,
　　　　　　143,144,145,［薬］172
　　慎重投与　［総］23
　──中毒　［薬］172
　──を含む漢方薬　［総］24
浮腫　［消］82,［腎］93,［精］99［薬］
　　　　　　　　　　　　162,171
　　頻用漢方薬　［総］28
浮（脈）　［総］10
腹圧性尿失禁　［泌］95,96
腹証　［総］12
腹診　［総］9,10
　──の手順　［総］10
腹直筋攣急　［総］16,［消］84
腹痛　［消］74
　　頻用漢方薬　［小］132
腹動　［総］15
腹部大動脈拍動　［老］139
　──亢進　［産］123
腹部膨満（腹満）　［総］16
腹力　［総］11
　──と虚実　［総］11
　──の強弱　［総］13
副作用
　胃炎　［消］71
　肝機能障害　［総］22
　間質性肺炎　［消］82
　甘草　［総］21
　柴苓湯　［腎］93
　小柴胡湯　［総］20,［呼］38
　麻黄　［総］26
　膀胱炎様症状　［総］24
副鼻腔炎　［耳］158,［薬］168
茯苓　［精］104,［運］141,143,［薬］
　　　　　　　　　　　　　　171
二日酔い　［精］102,108

へ

ペオノール　［薬］173
ベルベリン　［薬］162
閉塞性血栓血管炎　［循］66
閉塞性動脈硬化症　［循］66
併用
　──禁忌　［総］25
　──注意　［総］25
　, ──西洋医薬との　［総］25
変形性関節炎　［代］87

変形性膝関節症　［老］139, ［運］
　　　　　　　　　　140, 141, 150
　頻用漢方薬　［総］27
片頭痛　［精］101, 102
扁桃炎　［腎］92
便秘　［総］27, ［消］74, 75, 76, 79,
　　80, 84, ［老］138, ［皮］152, 154
　下痢交代型　［消］75
　頻用漢方薬　［総］27

ほ

ボケ　［消］79
ホットフラッシュ　［消］77, ［精］
　　　　　　　110, ［産］121, 122
ホルモン補充療法　［代］86
歩行困難　［老］137
歩行障害　［運］146
補剤　［老］136, ［運］141, ［耳］159,
　　　　　　　［薬］161, 167, 171
母子同服　［小］127
防已　［運］141
膀胱炎　［泌］97
　──（様）症状　［総］25, ［消］83
膀胱機能障害　［泌］95
放射線療法　［老］137, ［腫］160
芒硝　［消］76, 78, ［腎］94
乏精子症　［泌］97
炮附子　［薬］172
牡丹皮　［薬］173
勃起障害　［泌］98
本態性低血圧症　［循］59

ま

マグノクラリン　［薬］164
マグノロール　［薬］164
麻黄　［総］23, ［消］69, ［腎］93, ［精］
　　109, ［老］136, ［運］140, 141, 143,
　　　　　　　　144, ［薬］171
　基本的知識　［呼］45
　使用上の注意　［呼］38, 51, ［循］
　　55, ［腎］93, ［老］136, ［運］141
　慎重投与　［総］23, ［呼］51
　西洋医薬との併用　［総］26, 43
　副作用　［総］22, ［呼］43, 51
　併用注意　［総］25
　──剤　［腎］93
　──を含む漢方薬　［総］23,
　　［呼］38, 43, ［循］56, ［薬］173, 174
麻子仁　［消］79
末梢循環障害　［循］66, ［泌］97,
　　　　　　　　　　　［精］106
末梢神経障害　［腎］92

曲直瀬道三　［歴］177
慢性胃炎　［消］67, 69, 73, 76, 77,
　　82, ［代］87, ［産］126, ［老］137
慢性咽頭炎　［耳］159
慢性肝炎　［消］67, 81, 82
　頻用漢方薬　［総］27
慢性気管支炎　［呼］48, 54, ［老］
　　　　　　　138, ［薬］170
慢性下痢（症）　［消］67, ［老］138
慢性甲状腺炎　［代］86
慢性再発性膀胱炎　［泌］99
慢性湿疹　［皮］151, 152, 153
慢性腎炎　［腎］91
　──, 高齢者の　［腎］93
慢性蕁麻疹　［皮］151, 152
慢性膵炎　［消］71, 84
慢性頭痛　［循］65
慢性反復性膀胱炎　［老］139
慢性副鼻腔炎, 頻用漢方薬
　　　　　　　　　　　［総］28
慢性扁桃炎　［小］130
慢性膀胱炎　［老］137, 139
慢性腰痛症　［運］141

み

ミオパシー　［総］21, ［薬］163
水太り　［総］6, ［消］70, ［代］87,
　　　　　　［運］142, ［薬］161
耳鳴り　［運］145, ［耳］159
脈診　［総］9
民間薬　［消］79
民間療法, 便秘の　［消］79

む

むずむず脚症候群　［精］114
無（気）力性体質　［代］87, ［精］105,
　　　　　　　［老］137, ［薬］161
無症候性血尿　［腎］92
無症候性蛋白尿　［腎］92, 93
胸やけ　［消］69, 71

め

めまい　［消］74, ［精］100, 105,
　　　　106, 107, ［老］128, ［耳］158
　頻用漢方薬　［総］28, ［精］107
免疫調節作用　［薬］166, 169
瞑眩　［呼］39, ［皮］154

も

モノグルクロニルグリチルレチ

ン酸　［薬］163
モモ　［消］79
問診　［総］8

や

やせ型　［消］75
やせ症　［代］86, 87
矢数道明　［歴］178
夜間頻尿　［腎］92
夜尿症　［泌］96, ［小］133
薬用人参　［循］59
山脇東洋　［歴］178

ゆ

湯本求真　［産］125, ［歴］178
有害作用　［薬］173

よ

Ⅳ型コラーゲン-7S　［消］81
陽　［総］3
　──の病態　［呼］42
陽実証　［総］7, ［循］58
陽証　［呼］40, ［小］127, ［薬］172
腰痛（症）　［消］77, ［泌］97, 99,
　　［産］120, 124, ［老］137, 139, ［運］
　　　　　　　　　　142, 146
　頻用漢方薬　［総］28
抑うつ気分　［産］121
抑うつ傾向　［精］104, ［老］139
抑うつ状態　［循］65, ［精］110,
　　　　　　　　　　［産］128
吉益東洞　［総］9, ［歴］177, 178

ら

卵巣嚢腫　［産］116

り

利水　［薬］169
　──剤　［腎］91, ［精］104
利尿剤　［腎］94
硫酸ナトリウム　［消］78, ［腎］94
硫酸マグネシウム　［消］78
流産癖, 頻用漢方薬　［総］28
流産歴のある腰痛　［運］146
良性腎硬化症　［腎］92
良性発作性頭位性眩暈　［精］105,
　　　　　　　　　　　107

索　引　189

<外国語>

る
るいそう　［代］88

れ
レビー小体型認知症　［精］114
レム睡眠行動障害　［精］114
冷服　［総］29
連翹　［薬］174
攣縮　［運］141

ろ
老化防止薬　［老］137
老人性腟炎　［泌］99
老人性皮膚瘙痒症　［老］139
老年期疾患
　温熱剤　［老］135
　乾姜　［老］135
　桂皮　［老］135
　地黄　［老］135
　滋潤剤　［老］136
　参耆剤　［老］136
　人参　［老］135
　人参剤　［老］136
　附子　［老］135
　補剤　［老］136
　頻用漢方薬　［老］138,139
肋骨角　［総］12

わ
和漢医薬学会　［歴］180
和剤局方　［歴］177
和田啓十郎　［歴］178
和田東郭　［歴］178

A
α遮断剤　［薬］174
aconitine　［薬］172
γ-aminobutyric acid　［薬］161
Anthraquinone　［薬］169
Augusberger式　［小］128

B
β遮断剤　［薬］174
Barthel Index　［精］114
Behçet病　［消］68
Buerger病　［循］66
BUN　［腎］92

C
Crohn病　［消］67

E
ephedrine　［薬］173

F
FD(functional dyspepsia)　［消］
　67,69,70,73,76,77,82,［代］87,
　［精］107,111,［産］126,［老］138

G
GABA　［薬］161
$GABA_A$　［精］115
ginsenoside　［薬］170
GOT　［消］81
GPT　［消］81

H
H_2ブロッカー　［消］72
Helicobacter pylori　［消］69
honokiol　［薬］165

I
IgA腎症　［腎］91

M
magnocurarine　［薬］165
magnolol　［薬］165
MAO阻害薬　［薬］174
Ménière症候群　［精］107
Ménière病　［精］107
microalbuminuria　［腎］92

N
neuropathic foot　［代］88
Neuro-Psychiatric Inventry(NPI)
　　　　　　　　　　［精］114

O
OD(orthostatic disturbance)
　　　　　　　　　　［小］134

P
pachyman　［薬］171
paeoniflorin　［薬］167
paeonol　［薬］173
Parkinson症候群　［循］65
pseudoephedrine　［薬］173

Q
QOL(quality of life)　［消］83,［代］
　　　　　　　　　　　　　88

R
rhein anthrone　［消］77,［薬］169
Raynaud現象　［循］66
Raynaud病　［循］66

S
sennoside　［消］77,［薬］169

処方索引

[総] = 総論：漢方治療に必要な基礎的資料
[呼] = 1．呼吸器疾患
[循] = 2．循環器疾患
[消] = 3．消化器疾患
[代] = 4．内分泌・代謝疾患
[腎] = 5．腎疾患
[泌] = 6．泌尿器疾患
[精] = 7．精神・神経疾患
[産] = 8．産婦人科領域疾患
[小] = 9．小児疾患
[老] = 10．老年期疾患
[運] = 11．運動器疾患
[皮] = 12．皮膚疾患
[耳] = 13．耳鼻咽喉科領域疾患
[腫] = 14．悪性腫瘍
[薬] = 15．薬草ものがたり
[歴] = 16．漢方医学の歴史

あ

安中散　　[総]27,28,[消]70,71,72,73,74,[老]138,[薬]165,[歴]176

い

胃苓湯　　[薬]165,169
茵蔯蒿湯　[消]77,78,84,[皮]155
茵蔯五苓散　[皮]155,[薬]169

う

温経湯　　[総]28,[産]118,119,120,121,123,124,[皮]155,[薬]165,168,170,173,[歴]176
温清飲　　[総]22,28,[消]68,[産]123,[皮]152,153,157,[薬]162,167,168,170

え

越婢加朮湯　[総]27,[呼]38,[循]56,[腎]94,[運]141,143,144,150,[薬]173

お

黄耆建中湯　[小]129,130,[皮]151,154,[耳]159,[薬]161
黄連解毒湯　[総]6,20,27,29,[循]55,56,57,63,65,[代]68,80,[腎]93,[精]101,107,108,109,[産]121,123,[老]139,[皮]152,153[耳]159,[薬]162,[歴]176
黄連湯　　[消]69,71,[薬]162,165
乙字湯　　[総]20,22,27,[消]68,77,78,80,[薬]168,170

か

葛根湯　　[総]22,27,30,[呼]37,38,40,41,42,43,[循]56,58,[腎]94,[精]103,[小]127,128,133,[老]136,[運]141,148,[皮]154,[耳]158,[薬]173
葛根湯加桔梗石膏　[耳]158
葛根湯加川芎辛夷　[総]24,28,[呼]38,[循]56,[耳]158,[薬]168
加味帰脾湯　[循]63,[精]109,110,112,[産]121,[老]139,[薬]161
加味逍遙散　[総]7,27,[循]57,63,[消]68,75,77,81,[精]101,104,106,109,110,111,112,[産]116,121,123,124,125,[薬]166,168,170,171,173
甘草乾姜湯　[呼]50
甘麦大棗湯　[総]22,[小]129,130

き

桔梗湯　　[総]22,[呼]43
帰耆建中湯　[薬]161
帰脾湯　　[総]7,[循]60,[精]110,112,[産]121,[老]136,139,[薬]161,168,170
芎帰膠艾湯　[総]4,22,[消]80,[産]118,119,[薬]166,168,170,[歴]176

け

荊芥連翹湯　[総]22,[皮]153,157,[薬]162,167,168,174
桂枝加黄耆湯　[皮]151,154,[薬]161,164
桂枝加桂湯　[薬]165
桂枝加芍薬大黄湯　[総]27,[消]74,76,78,[老]138
桂枝加芍薬湯　[総]16,27,28,[消]67,74,77,85,[精]111,[老]138,[薬]165,167
桂枝加朮附湯　[総]27,[循]60,[代]88,89,[小]127,

処方索引

[老]135,139,[運]141,143,144,150,[薬]164,172
桂枝加竜骨牡蛎湯　[総]15,18,27,28,[循]63,[泌]97,98,[精]111,112,[産]121,123,126,[小]129,[薬]164
桂枝加苓朮附湯　[循]65,66,[老]135,[薬]164
桂枝甘草湯　[薬]164
桂枝湯　[総]4,6,27,29,[呼]40,41,42,43,50,[老]138,[薬]164,[歴]176
桂枝二越婢一加朮附湯　[運]143,144
桂枝人参湯　[総]22,[薬]164
桂枝茯苓丸　[総]4,6,7,17,19,22,28,[消]80,82,[代]90,[泌]97,98,[精]104,106,[産]118,119,120,121,123,124,[小]127,[運]148,[皮]154,[薬]165,171,173,[歴]176
桂枝茯苓丸加薏苡仁　[皮]156
桂麻各半湯　[薬]173
啓脾湯　[消]74

こ

香蘇散　[総]4,30,[呼]41,42,[精]100,104,[老]138,141,[皮]154
五虎湯　[総]24,[呼]38,44,45,52,[循]56,[小]130,131,[薬]173
五積散　[総]24,[産]124,[運]146,147,[薬]168
五寒石散　[歴]176
五淋散　[総]22,[老]139,[薬]168
五苓散　[総]4,27,28,[消]82,[腎]91,92,93,[精]102,104,106,107,108,[小]128,129,134,[薬]168,171,172,[歴]176
牛車腎気丸　[総]25,28,[代]89,[腎]91,92,93,[泌]96,97,98,[老]135,136,[運]140,142,147,[薬]165,166
呉茱萸湯　[総]27,[精]102

さ

柴陥湯　[総]21,25,[呼]45
柴胡加竜骨牡蛎湯　[総]15,20,22,27,[循]56,57,63,65,[泌]97,98,[精]103,106,109,110,111,112,[産]121,123,[薬]164,166,171
柴胡桂枝乾姜湯　[総]14,15,20,27,[呼]38,37,45,46,50,51,53,[循]57,63,[消]83,[精]103,109,111,112,[産]121,123,[小]129,132,[老]136,138,[運]149
柴胡桂枝湯　[総]15,16,20,25,27,[呼]38,43,45,50,51,[消]69,70,71,72,73,74,75,81,82,83,84,[精]103,104,111,[小]127,129,133,[運]141,[皮]155,[薬]164,166,[歴]176
柴胡清肝湯　[皮]153,157,[薬]162,168,174
柴朴湯　[総]4,20,22,24,25,27,[呼]37,38,45,47,49,50,51,52,54,[代]68,83,[精]106,111,112,[産]121,[小]127,132,[耳]159,[薬]165,171
柴苓湯　[総]4,20,22,25,28,[呼]38,45,51,[消]68,83,[代]89,[腎]91,92,93,[泌]99,[小]127,126,[薬]169,171
三黄瀉心湯　[総]6,30,[循]56,57,65,[消]77,78,80,[産]123,[耳]159,[薬]162,169
三物黄芩湯　[薬]166
酸棗仁湯　[精]109,[薬]168

し

滋陰降火湯　[総]27,[呼]45,47,[老]136,[薬]167,168
滋陰至宝湯　[呼]48,54,[薬]168,170
紫雲膏　[総]23,27,[消]80,[皮]157
地黄煎　[薬]167
四逆散　[総]15,[消]71,72,73,74,84,[精]109,111,[薬]166
四君子湯　[総]4,7,13,[循]60,[消]69,70,85,[精]100,[産]126,[老]136,[腫]160,[薬]171
四物湯　[総]4,[泌]98,[産]118,[薬]168,170
七物降下湯　[総]27,[循]57,58,[薬]168
炙甘草湯　[総]23,27,[循]63,64,[代]90,[老]136,[薬]164,166,[歴]176
芍薬甘草湯　[総]23,28,[循]59,[消]82,84,[腎]92,[泌]96,[産]119,[運]141,142,146,149,[薬]167
十全大補湯　[総]4,7,28,[呼]48,[循]59,60,61,[消]68,76,85,[腎]92,93,[産]118,119,124,126,[老]136,137,[運]141,143,148,[耳]158,[腫]160,[薬]161,167,168,170,171
十味敗毒湯　[皮]152,153,154,[薬]166,168
潤腸湯　[総]27,[消]76,78,80,[老]137,[薬]163,168
生姜湯　[総]29
将軍湯　[消]78
小建中湯　[総]15,18,27,28,[呼]50,53,[消]74,76,77,[代]88,[腎]92,[泌]96,[精]111,[産]119,126,[小]128,129,132,133,134,[運]141,149,[耳]159,[薬]165
小柴胡湯　[総]8,14,20,23,24,27,[呼]37,38,40,45,47,48,50,51,52,54,[消]68,82,83,84,[腎]92,[泌]99,[小]127,130,132,[薬]166,[歴]176
小柴胡湯加桔梗石膏　[総]25,[呼]45,51,[腎]92,[小]127
小青竜湯　[総]4,22,24,27,28,29,[呼]37,41,42,45,50,52,[循]56,58,[泌]94,[精]104,[小]127,130,131,[老]136,[耳]158,[薬]173
小半夏加茯苓湯　[総]4,29,[消]69,71,[薬]171
消風散　[皮]152,154,[薬]167,170
辛夷清肺湯　[総]20,23,[耳]158,159,[薬]167
参蘇飲　[呼]46,47,[老]141
神秘湯　[総]24,[呼]38,45,47,50,52,[循]56,[小]131,[薬]163,165,173
真武湯　[総]4,7,12,18,27,[呼]40,41,44,48,[循]58,60,61,65,[消]74,[代]88,[腎]92,[精]104,106,107,[産]121,126,[小]127,[老]135,137,138,[薬]171,172,[歴]176

せ

清上防風湯　　［総］22,30,［皮］151,156,［薬］162,168
清暑益気湯　　［薬］161
清心蓮子飲　　［総］20,［泌］96,98,99,［精］111,［老］138,
　　　　　　　［薬］161
清熱補気湯　　［消］68
清熱補血湯　　［消］68
清肺湯　　　　［総］20,27,［呼］37,45,48,50,54,［老］138,
　　　　　　　［薬］163,168,170
川芎茶調散　　［薬］168
千金内托散　　［薬］165

そ

疎経活血湯　　［総］28,［産］124,［老］139,［運］146,148,
　　　　　　　［薬］168

た

大黄甘草湯　　［総］27,［消］67,76,80,［老］136,［皮］
　　　　　　　154,155,［薬］169
大黄牡丹皮湯　［総］4,17,［消］77,78,80,［腎］94,
　　　　　　　［泌］98,［産］118,［小］127,［薬］173
大建中湯　　　［総］16,22,27,33,［消］74,76,77,85,［精］
　　　　　　　111,［産］126,［老］135,［歴］176
大柴胡湯　　　［総］6,14,20,22,27,［呼］51,［循］56,57,
　　　　　　　［消］68,77,78,80,83,84,［代］86,90,
　　　　　　　［精］103,110,［薬］166,169
大承気湯　　　［総］6,16,27,［循］56,57,［消］76,78,80,
　　　　　　　［腎］94,［精］110,［老］136,［皮］155,［薬］165,169
大防風湯　　　［総］4,27,［老］135,［運］140,141,142,［薬］
　　　　　　　154,167,168,170
托裏消毒飲　　［薬］164

ち

竹筎温胆湯　　［呼］46,47
治打撲一方　　［消］78,［薬］165,168
治頭瘡一方　　［消］78,［皮］154,［薬］168
調胃承気湯　　［消］76,78,80,［腎］94,［老］136,［皮］155
釣藤散　　　　［総］27,［循］55,56,57,58,65,66,［精］
　　　　　　　105,107,［産］121,［老］139
猪苓湯　　　　［総］4,28,［泌］96,97,98,99,［薬］169,171
猪苓湯合四物湯　［泌］97,98,99,［老］139

つ

通導散　　　　［総］4,17,［消］77,78,［腎］94,［産］117,
　　　　　　　［薬］168

と

桃核承気湯　　［総］4,7,17,27,28,［循］56,57,［消］77,
78,79,［腎］94,［精］100,104,［産］118,119,120,121,
123,124,［小］127,［運］148,［皮］154,［薬］163,167
当帰飲子　　　［総］4,［腎］92,［老］136,139,［皮］151,［薬］
　　　　　　　167,170
当帰建中湯　　［総］4,27,28,［消］74,80,［産］119,120,
　　　　　　　［薬］165,168,［歴］176
当帰四逆加呉茱萸生姜湯　［総］4,30,［泌］97,98,
［精］104,［産］118,119,124,［運］141,142,146,148,
149,［皮］157,［薬］165,168,170
当帰芍薬散　　［総］4,22,28,30,［循］60,61,66,［消］
82,［代］90,［腎］91,92,93,［精］104,106,108,［産］
118,119,120,121,123,124,［運］141,143,146,148,
［皮］154,157,［薬］170,171,［歴］176
当帰湯　　　　［循］64,［消］72,［薬］168

に

二陳湯　　　　［総］4,29,［消］71,72,［精］104,［薬］171
女神散　　　　［精］100,106,111,［産］121,123,124,［薬］162,
　　　　　　　168
人参湯　　　　［総］6,13,18,22,27,30,［呼］50,54,［循］
59,60,62,［消］70,71,72,73,74,76,［代］87,［精］
111,［産］119,126,［小］128,［老］135,138,［歴］176
人参養栄湯　　［総］22,［呼］48,［老］135,［薬］161,167,168

は

排膿散及湯　　［総］22
麦門冬湯　　　［総］6,21,27,29,［呼］37,45,47,54,［循］58,
　　　　　　　［老］136,138
八味地黄丸　　［総］7,17,19,25,27,28,［呼］54,［循］
55,57,58,66,［消］76,77,［代］89,［腎］91,92,93,
［泌］96,97,98,99,［産］124,［小］127,133,
［老］135,136,137,139,［運］140,142,145,146,147,
148,［耳］159,［薬］165,166,171,172,173,［歴］176
半夏厚朴湯　　［総］4,27,［呼］47,50,［循］63,［消］71,
85,［精］100,101,106,110,111,112,［産］119,
121,［耳］159,［薬］165,171,［歴］176
半夏瀉心湯　　［総］12,20,22,27,30,［消］69,71,73,
74,83,［精］109,111,112,［老］138,［薬］162,［歴］176
半夏白朮天麻湯　［総］4,12,27,［循］55,60,61,［精］
102,104,106,107,［産］121,［小］139,［老］136,［耳］
159,［薬］161,［歴］177

ひ

白虎加人参湯　［代］89

ふ

茯苓飲　[総]12,[消]69,71,[老]136,[薬]171
茯苓飲合半夏厚朴湯　[消]69,71
茯苓四逆湯　[呼]50

へ

平胃散　[消]69,71,[薬]165

ほ

防已黄耆湯　[総]4,6,27,[代]87,[産]121,[老]139,
　　　　　　　[運]141,142,150,[薬]161,[歴]176
防風通聖散　[総]6,22,[循]56,57,[消]77,78,83,
　　　　　　　[代]87,[腎]94,[薬]168,174,[歴]176
補中益気湯　[総]4,22,27,28,[呼]46,48,50,54,
[循]59,60,61,[消]68,80,81,85,[腎]93,[泌]96,
98,99,[精]100,112,[産]119,126,[小]128,129,
130,132,134,[老]136,137,[運]141,143,149,[耳]
159,[腫]160,[薬]161,166,168,170,[歴]177

ま

麻黄湯　[総]22,27,29,[呼]38,40,41,42,43,54,[循]
56,[小]127,128,[老]136,[耳]158,[薬]163,173,
　　　　　　　[歴]176
麻黄附子細辛湯　[総]4,22,27,[呼]38,40,41,42,
44,45,50,52,[循]56,[精]104,[老]135,138,141,
　　　　　　　[運]141,[耳]158,[薬]172,173
麻杏甘石湯　[総]24,27,29,[呼]37,38,45,47,49,
50,52,54,[循]56,[腎]94,[小]118,128,130,131,
　　　　　　　[老]136,[薬]163,173
麻杏薏甘湯　[総]24,[呼]38,[循]56,[運]141,[薬]163
麻子仁丸　[総]27,[消]76,78,80,[老]136,138,[皮]
　　　　　　　147,[薬]163,165,169

も

木防已湯　[薬]165

よ

薏苡仁湯　[総]24,27,[呼]38,[循]56,[運]141,143,
　　　　　　　144,[薬]168,170,173
抑肝散　[総]15,27,[循]57,65,66,[精]101,109,113,
[産]119,121,123,[小]127,129,130,[老]139,[薬]
　　　　　　　166,168,170
抑肝散加芍薬厚朴　[薬]164
抑肝散加陳皮半夏　[総]15,[循]65,113,
　　　　　　　[精]101,106,112,[小]129,130,[老]139

り

六君子湯　[総]4,12,19,27,30,31,[呼]54,[循]
59,60,62,[消]67,68,69,70,71,73,76,77,81,85,
[代]87,[精]100,111,112,[産]119,126,[小]128,
　　　　　　　129,[老]136,138,[腫]160,[薬]171
竜胆瀉肝湯　[泌]97,99,[薬]168
苓甘姜味辛夏仁湯　[総]27,[呼]47,50,53,[薬]163,171
苓姜朮甘湯　[薬]170
苓桂朮甘湯　[総]4,6,28,[循]60,[精]104,106,107,
　　　　　　　[小]134,[耳]159,[薬]164,171

ろ

六味丸　[総]25

著者略歴

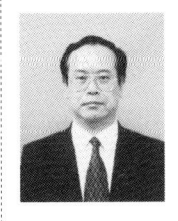

稲木 一元（いなき かずもと）

1978年，千葉大学医学部卒業．日本赤十字社医療センター内科（主に循環器内科）勤務を経て87年より漢方専門で開業．93年，財団法人・日本漢方医学研究所付属渋谷診療所副所長就任．02年，青山稲木クリニックを開業，現在に至る．漢方は学生時代より叔父・松田邦夫の指導を受ける．日本東洋医学会代議員．東京女子医科大学東洋医学研究所講師（非常勤）．著者：『ファーストチョイスの漢方薬』（南山堂，2006），『臨床医のための漢方薬概論』（南山堂，2014，日本東洋医学会学術賞受賞），他．
青山稲木クリニックのホームページ：http://www13.plala.or.jp/aoyama-inaki/

松田 邦夫（まつだ くにお）

1929年生．1954年東京大学医学部卒．1968年まで東京大学医学部付属病院沖中・中尾内科在籍．1960年東京大学大学院博士課程修了後1963年まで米国オレゴン大学医学部研究員．漢方を大塚敬節に学び，1972年漢方専門松田医院を開業，現在に至る．北里研究所東洋医学総合研究所元顧問．社団法人日本東洋医学会名誉会員・元会長．東京女子医科大学東洋医学研究所元客員教授．著書：『ファーストチョイスの漢方薬』（南山堂，2006），他．
松田医院のホームページ：http://www.kk.iij4u.or.jp/~matsuda/

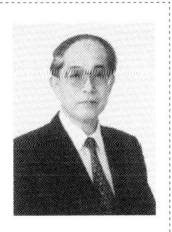

漢方治療のファーストステップ　　　©2011

定価（本体4,500円＋税）

1998年5月26日	1版1刷
2010年3月25日	11刷
2011年6月15日	2版1刷
2015年8月31日	2刷

著　者　稲木　一元
　　　　松田　邦夫

発行者　株式会社　南山堂
　　　　代表者　鈴木　肇

〒113-0034　東京都文京区湯島4丁目1-11
TEL　編集(03)5689-7850・営業(03)5689-7855
振替口座　00110-5-6338

ISBN 978-4-525-47002-9　　　　Printed in Japan

本書を無断で複写複製することは，著作者および出版社の権利の侵害となります．

JCOPY　〈(社)出版者著作権管理機構 委託出版物〉
本書の無断複写は著作権法上での例外を除き禁じられています．複写される場合は，そのつど事前に，(社)出版者著作権管理機構（電話 03-3513-6969，FAX 03-3513-6979，e-mail: info@jcopy.or.jp）の許諾を得てください．

スキャン，デジタルデータ化などの複製行為を無断で行うことは，著作権法上の限られた例外（私的使用のための複製など）を除き禁じられています．業務目的での複製行為は使用範囲が内部的であっても違法となり，また私的使用のためであっても代行業者等の第三者に依頼して複製行為を行うことは違法となります．